JN172219

ポケット介護

現場で役立つ

薬のホント

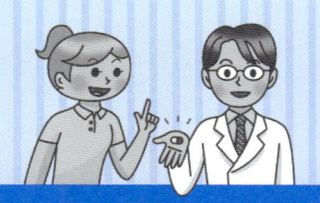

種類・飲み方・副作用

織田聡　織田しのぶ　平井みどり　編著

技術評論社

はじめに

　インターネットが普及してから、だれでも容易に情報発信できるようになり、「どんな」情報を知っているかというよりも、「どこで」情報を得るのかが重要となり、あふれかえった情報から「どのように」情報を取捨選択するのかということが「個人」にも求められる時代となりました。とくに健康関連の情報については、人の命にかかわることもあり、情報をどのように判断すべきなのかは医療や介護に携わるすべての人に求められます。

　とりわけ膨大な種類と情報量がある薬剤に関しては、いままでは医師や薬剤師、看護師などの医療職にまかせておけばよかったのですが、少子高齢化の波のなか、介護職をはじめさまざまな職種が連携しながら包括的な医療介護サービスが求められるようになり、共通言語としてある程度は理解しておかなければなりません。

　本書は、介護の現場でさまざまな職種の方々が連携をとりながらケアを進めるにあたり、薬の単なる辞書的な情報源ではなく、「どのように」「どんな」情報を入手すべきなのか、という情報戦略の指南書となるように制作しました。多職種間でのスムーズな連携に、少しでもお役に立てることを願っています。

2018年1月　織田　聡

Contents もくじ

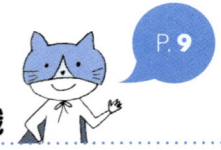

第 **1** 章

知っておきたい薬の知識

P. **9**

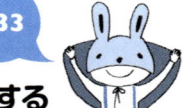

第4章
高齢者がなりやすい病気と薬の知識

P. 83

第**5**章 P.**199**

薬の一覧とさくいん

知っておきたい 薬の知識

薬の知識には、介護職や介護家族が絶対に知っておきたい基礎知識と、知っておくと医療従事者とコミュニケーションしやすくなったり、介護の幅がより広がる知識の2種類があります。
第1章では「絶対に知っておくべき薬の基礎知識」と「知っておくとより便利な薬の知識」、そして「要介護者に起きやすい薬の問題と解決方法」に大きく分けて解説します。

絶対に知っておきたい薬の知識

絶対に知っておきたい薬の種類と飲み方

　日本で医療用医薬品として承認されている薬は1万数千品目あるといわれています。この1万数千品目もの薬がどんなグループに分けられるかを説明して、薬を大ざっぱに把握することにしましょう。薬の飲み方や薬の形など、区分の仕方によってグループ分けも変わります。いろいろなグループ分けの方法から薬の性質や正体がなんとなくつかめてくると思います。

> 用語　**承認されている薬**
> 保険が適用される薬

薬の飲み方を「用法・用量」という

　すべての薬には安全かつ有効に使用するための用法と用量が必ず決められています。たとえば「1日3回食前」と飲み方が指示されている薬の場合、食前とはいつをさし、具体的にどの時間に飲むべきなのでしょうか。なぜ食前に薬を飲む必要があるのでしょうか。医師が指示した用法・用量に沿って薬を飲まないと効果が得られなかったり、ときには症状が悪化したり、副作用が起きることもあります。用法・用量のルールは、ここで改めて確認しておくことにしましょう。

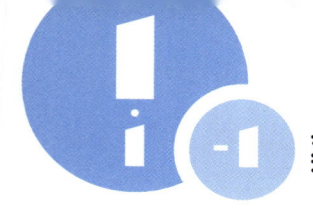

薬の種類を知る

投与方法

薬は投与方法によって大まかに、内服薬（内用薬）、外用薬、注射用薬の3種類に分けられます。

> | 用語 | **投与** |
> |---|---|
> | | 薬を患者に与えること、投薬 |

投与方法	詳細	剤形
内服薬	口から飲み（経口）、主に胃や小腸から吸収された後、全身に作用する	● 散剤（さんざい） ● 細粒剤（さいりゅうざい） ● 顆粒剤（かりゅうざい） ● ドライシロップ剤 ● カプセル剤 ● 錠剤（じょうざい） ● 液剤
外用薬	患部に直接使用するものと、皮膚や粘膜から吸収された後、患部や全身に作用するものがある	● 錠剤 ● 液剤 ● 吸入剤 ● 軟膏剤（なんこうざい） ● 坐剤（ざざい） ● 貼付剤（ちょうふざい）
注射用薬	血管や筋肉、皮下に直接注入し全身に早く作用させる	● 注射用剤 ● 散剤（溶かして使う）

剤形

剤形とは薬の形状のことです。薬をより安定した状態に保ち、使いやすく、効果を十分に発揮できるよう剤形は考えられています。剤形が同じでも、使い方や作用が異なる薬もあります。成分が同じで、剤形が複数ある薬も少なくありません。内服薬なら錠剤と散剤、外用薬の貼付剤と注

射用剤などです。

剤形		形状の特徴
散剤		● 粉状にしたもの
顆粒剤		● 粒状にしたもの
細粒剤		● 顆粒剤をとくに小さくしたもの
ドライシロップ剤		● 水に溶かすとシロップ剤になる粉状、顆粒状のもの ● 粉の状態でも服用できる
カプセル剤		● 粒、顆粒、液などをゼラチン製のカプセルのなかに充填したもの ● 多くは内用だが、吸入剤などの外用薬もある
内用錠剤	裸錠（らじょう）	● 薬を丸や楕円に圧縮して固めたもの ● 表面は無加工
	糖衣錠（とういじょう）、コーティング錠	● 苦みやにおいを抑えて飲みやすくするため、糖で被膜をつけ、高分子でコーティングしたもの
	徐放剤（じょほうざい）、持続性剤（じぞくせいざい）	● すぐ効く薬とゆっくり効く薬を混合したもの ● 長時間にわたって効果が持続
	チュアブル錠、OD錠（オーディーじょう）（口腔内崩錠剤）（こうくうないほうじょうざい）	● 水なしでも飲めるよう、口中ですぐに崩れて溶けるように加工したもの（チュアブル錠はかみ砕く） ● 飲みくだすのがむずかしい高齢者にも有効
	舌下錠（ぜっかじょう）	● 舌の下で溶かして舌の粘膜から吸収させる ● 基本的には発作時に使う
	腸溶性錠剤（ちょうようせいじょうざい）	● 胃ではなく腸内で溶ける錠剤（カプセル剤、顆粒剤もある）
内用液剤		● 水や糖液、アルコールなどに溶かして液体にし内服する
外用錠剤	トローチ剤	● のどや口に直接作用するよう、口中でゆっくり溶かして使う
	膣錠（ちつじょう）	● 膣内に挿入して使う
外用錠剤	付着錠	● 付着層と溶解層からなり、口内炎などに使う
	溶解錠	● 点眼剤、含嗽剤、消毒剤などで、液に溶かして使う

外用液剤	消毒剤、含嗽剤（うがい薬）	● 水や糖液、アルコールなどに溶かして液体にし外用する
	点眼・点鼻・点耳剤	● 薬を水溶液などに溶かしたもの ● 目に滴下：点眼剤（目薬）、鼻の粘膜に噴霧：点鼻剤、耳のなかに滴下：点耳剤
吸入剤	エアゾール吸入薬剤（噴霧剤）	● 薬を水溶液などに溶かし、ガス圧で噴霧する
	ドライパウダー吸入剤	● 微粒子にし吸入する
軟膏剤		● 皮膚や粘膜に塗れるよう、薬を油性や水性などの基剤に混ぜたもの ● 軟膏剤、クリーム剤、ゲル剤などがある
坐剤		● 薬を油性や水性の基剤に混ぜて成型したもの ● 肛門や膣に挿入し、患部や全身に作用する
貼付剤		● 薬を不織布やフィルムに塗ったもので、皮膚に貼る ● 貼った部分の筋肉や関節に作用する湿布薬、心臓や呼吸器の治療で使う経皮吸収薬がある

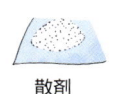
散剤

カプセル剤

錠剤

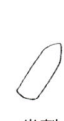
坐剤

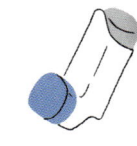
吸入剤

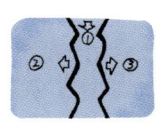
貼付剤

先発医薬品と後発医薬品

　薬には先発医薬品（先発薬）と後発医薬品（後発薬）という区別があります。最近は医療費への負担を軽減するために、厚生労働省でも後発医薬品の使用促進の取り組みを進めています。

区別	概要
先発医薬品 （先発薬）	● 最初に開発・承認・発売された、従来になかった薬効成分をもつ医薬品で新薬とも呼ばれる ● 新薬を開発した製薬会社は特許期間と再審査期間中、その薬を独占的に製造・販売できる
後発医薬品 （後発薬）	● 先発医薬品の特許・再審査期間が切れた後にほかの製薬会社から発売される、先発医薬品と同一の成分で同じ効果のある薬のこと ● ジェネリックやゾロ薬ともいわれる ● 開発期間が短く、開発コストも大幅に削減できるため、価格が新薬の約2〜7割と安価

医薬品は、「化学名」「一般名」「商品名」という3つの名前をもっています。たとえば大日本住友製薬が製造販売する高血圧・狭心症の薬「アムロジン」の場合、

化学名	3-Ethyl 5-methyl（4RS）-2-［（2-aminoethoxy）methyl]-4-（2-chlorophenyl）-6-methyl-1,4-dihydropyridine-3, 5-dicarboxylate mono benzenesulfonate
一般名	アムロジピンベシル酸塩
商品名	アムロジン

です。このアムロジンは先発医薬品で、同一成分の後発医薬品は数十の製薬会社から実に数百種類も発売されています。後発医薬品を専門に製造する製薬会社もあり、飲みやすいよう剤形や味・香りを工夫し、先発医薬品のラインアップにはない剤形の後発医薬品を開発販売している製薬会社もあります。

　その薬が先発か後発かはおおむね商品名で推察できます。先発医薬品は製薬会社独自の商品名がついていることが多く、後発医薬品の商品名は多くが、

一般名＋製薬会社の略称

で統一されています。アムロジンの後発医薬品の商品名は

「アムロジピン錠2.5mg『ギヒョウ』」のように名づけられます。以前は後発医薬品にも製薬会社独自の商品名がつけられていましたが、商品名が類似する薬の取り違え事故が起こったことなどから、新たに承認される薬から徐々に統一名方式に改められています。

　介護現場で新しく処方された薬の名前やパッケージ、剤形が「これまで飲んでいた薬と違う」ととまどう声を聞くことがよくあります。本当に処方薬が変更されているケースもありますが、多くは後発医薬品の製薬会社が変わったためであることが多いのです。

漢方薬

　西洋薬のほかに、主に中国から日本に伝わり独自の発展を遂げた漢方医学で使用される漢方薬があります。

　一般に、植物の根や木の皮など天然の生薬（薬の原料、あるいは薬そのもの）を複数組み合わせてせんじたものをフリーズドライするなど、扱いやすくしたものをエキス剤と呼びます。なかには生薬を毎日自宅でせんじて利用する場合もあります。保険適用薬もあり、慢性疾患の患者さんを中心に使われているので、漢方薬を服用している要介護者も多くいます。

用語	**疾患** 病気

服用
薬を飲むこと、服薬

　天然の生薬が主成分なので副作用が少ないと思われがちですが、偽アルドステロン症や腸管膜静脈硬化症、間質性肺炎など、よく知られた副作用が存在し、漫然と服用を続けるべきでないものも含まれます。服用中に気になる症状が出たら放置せず医療従事者に相談してください。一般に、食前か食間に服用します。

-2 薬の飲み方を知る

用法

　用法とは薬の使い方のことで、薬の添付文書に必ず記載されています（添付文書については第2章で説明します）。

　主に内服薬では頓服薬（とんぷくやく）以外は、食事や睡眠などの生活習慣に合わせて服用が指示されています。

> **用語** **頓服薬**
> 症状が出たときだけ飲む薬

用法	飲むタイミング	目的
食前	食事前、約30分以内	効果が出やすい、吸収効果が高い、副作用を軽くする
食直前	食事の直前	食物吸収と同じタイミングで効果が出る
食間	食事と次の食事の間（食後約2時間）	食事の影響を避ける
食直後	食後すぐ	副作用を軽くする
食後	食後約30分以内	①吸収をよくするため、②食後という生活習慣を利用して忘れずに飲むため
就寝前	寝る前	効果が出る時間に合わせて服用する
起床時	朝起きてすぐ	胃内が空でなければほとんど吸収しない薬の場合

用量

　用量とは、指示された用法で薬を使用した場合に、治療目的が果たされる薬剤量のことです。すべての薬剤は添付文書のなかで用法とともに用量が指定さ

体質？
投与方法？
合併症？

れています。

薬の保管方法

　基本は直射日光・高温・多湿を避けることです。薬剤の使用期限はありますが、通常は薬局に入荷した箱に記載されており、箱から出されて調剤され、薬袋に入れられると、いつまでが有効期限なのかわからなくなってしまいます。薬剤師は処方箋のとおりに服用すれば使用期限内に飲めるように調剤していますが、残った薬をとっておいた場合、使用期限をすぎてしまい、有効成分が失活して思うような効果が得られないことがあります。飲み忘れた薬は長く保管せず、医師や薬剤師に相談してください。

　大半の薬は冷暗所や冷蔵庫に保管しますが、剤形別にとくに注意したい点を説明します。

| 用語 | **冷暗所** 室温15〜25℃で直接日光が当たらない場所 |

ふたつき容器の例。乾燥剤を入れておくとよい

剤形	注意点
散剤、錠剤、カプセル剤	● ふたつきの容器で保管し湿気を防ぐ ● 出し入れ時に結露するので冷蔵庫には保管しない
液剤、シロップ剤	● キャップや瓶の口には口をつけず、清潔にしておく
点眼剤、点耳剤	● 遮光指示の薬は遮光袋に入れて保管
坐剤	● 先端を下にして保管 ● 一度溶けたものは使わない
軟膏剤	● 2種類以上の薬を混合したものは冷蔵庫に保管 ● 冷蔵庫に保管する場合は凍らないよう注意
注射用薬	● 使用中のペン型注射薬では冷蔵庫で保管しないよう注意しているものもある（結露を避けるため、冷暗所で保管する）

知っておくと
より便利な薬の知識

投与後の薬の動きを知る

　投与した薬はどのように吸収され、効果を発揮するのでしょうか。投与後の薬の動きを知ることは、患者さんやその介護者が、病状観察するのに役立ちます。薬を塗ったり貼ったり、服用した後に現れた患者さんの異常と関連づけられれば、医療従事者に連絡報告するときに適切な情報提供ができます。

一歩先をゆく介護者になれる

　すべての薬はからだにとって異物であり、副作用のない薬は存在しません。とくに加齢に伴って生理的機能が低下している高齢者では副作用が起きやすく、複数の疾患の薬を服用している人も多いことから、薬の効果が出すぎたり、逆に効果が低下したりといったことも珍しくありません。

　からだのなかの薬の動きや高齢者に現れやすい副作用、多剤併用による薬の相互作用といった専門的な知識は覚えておく必要はありませんが、医師や薬剤師が薬をどのようにみているのかを知っておくだけでも、一歩先をゆく介護職、介護家族になれるでしょう。

用語	**多剤併用** 薬の飲み合わせ、ポリファーマシー

からだのなかの薬の動きを知る

　服用した薬が吸収され、体内で薬理効果を発揮し、最終的に体外に出ていく過程を薬の体内動態といいます。医師や薬剤師は、その「吸収」「分布」「代謝」「排泄」の4つの過程を考えて処方したり調剤したりしています。

　内服薬は、服用すると、口から食道・胃を経て、主に腸から吸収され、血液の流れに乗ることで全身へ運ばれます。その薬は目的の場所で薬理効果を発揮できるまで濃度が上がったのち、代謝・排泄によって血液中から徐々に消失していきます。

　つまり、薬を服用すると「血液中の薬の濃度が上がっていき、ある時を境に薬の濃度が下がっていく」というわけです。代謝・排泄の速度が速ければ、血液中に存在する薬の濃度はその分だけ早く消失していきます。一方、代謝・排泄の速度が遅い薬であれば、なかなか血液中の薬物濃度は下がりません。

吸収

　薬が体内に入っていく過程をいいます。吸収の流れは投与方法によって異なります。

内服薬	主に胃で溶け出して小腸から吸収される。薬をコーティングして胃で溶出しない腸溶剤など、吸収に工夫された製剤もある。舌下錠のように口腔内で吸収されるものもある
外用薬	皮膚や粘膜から吸収される
注射用薬	静脈注射、筋肉注射、皮下注射がある。吸収される速度は10：2：1で、早く効果が現れるのは静脈注射

　静脈注射を除き、消化管内の酸性度等の状態や、皮膚、

粘膜の状態にも影響されます。剤形などによっても吸収の速度は大きく変わります。

　内服薬の場合は、消化管から吸収された後、門脈（もんみゃく）という肝臓へ注ぎ込む血管を経て、肝臓で一部が代謝されることになります。これを初回通過効果といいます。ここで大半が代謝を受けてしまう薬を経口投与しても効率が悪いため適しません。

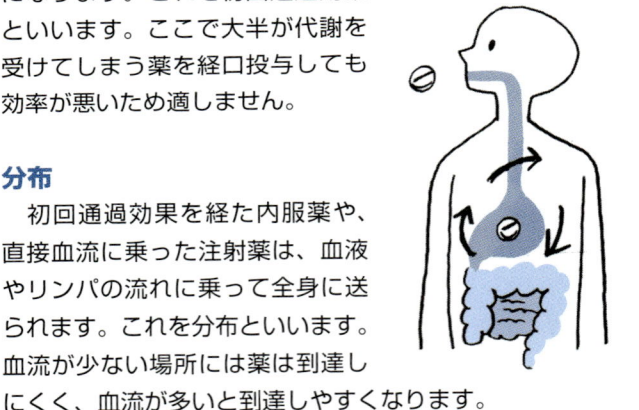

分布

　初回通過効果を経た内服薬や、直接血流に乗った注射薬は、血液やリンパの流れに乗って全身に送られます。これを分布といいます。血流が少ない場所には薬は到達しにくく、血流が多いと到達しやすくなります。

　しかしながら、例外的に脳への分布においては、血液脳関門（けつえきのうかんもん）という関所があるために、簡単には脳実質内へ薬物が到達できないようになっています。母体と胎児をつなぐ胎盤にも血液胎盤関門（けつえきたいばんかんもん）があり、容易に胎児へ薬物が到達できないしくみになっています。

　このように、血流に乗った薬が目的の場所で目的の濃度に達することが、その薬が効くか効かないかを左右します。そのため吸収した後の分布が非常に重要なのです。

代謝

　体内に分布した薬が、体外に排泄しやすい形に変化することをいいます。薬の成分は、主に肝臓で代謝酵素によって分解されて代謝されます。

　代謝はこれら酵素のはたらきの状態に影響を受けるた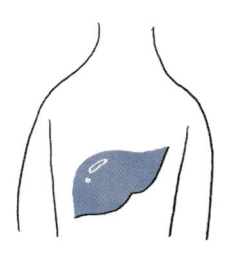め、慢性肝疾患をわずらっていると、代謝が遅れて薬物濃度が上昇し、副作用を引き起こす可能性があります。その場合、用量の調整や肝代謝に依存しない薬を選択する配慮が必要になります。

排泄

　薬が全身をめぐった後に体外に出てくることをいいます。薬は主に、腎臓にある糸球体でろ過され、尿細管から血管への再吸収、血管から尿細管への分泌を繰り返しながら、最後は尿といっしょに排泄されます（尿のほか、胆汁や乳汁、汗、呼気などから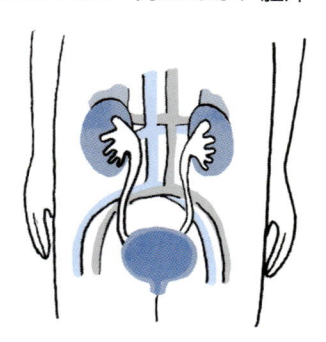も排泄されます）。この機能に影響を及ぼす薬との併用や、腎疾患をわずらっている場合、排泄がさまたげられ、薬が強く作用したり作用時間がのびることがあります。

副作用の概要を知る

薬を使用したとき、症状や疾患の治療に効果が現れる作用を主作用、本来の治療とは関係のない作用を副作用といいます。効果がある薬には必ず副作用があります。効果と副作用を天秤にかけ、副作用のリスクより薬効の利益のほうが大きければ使うのです。

副作用の種類

薬の添付文書には実に多くの副作用が記載されています。しかし実際に副作用が現れる割合は、大半が数%以下です。

一般に副作用は「悪影響」の意味で用いられますが、副作用を過度におそれ、自己判断で勝手に服用を中止すると、症状や病気が悪化したり、長引いたり、治療のさまたげとなることがあります。

副作用は通常、服用・使用直後、2週間〜2か月以内に起きます。まれに1年以上服用・使用してから現れる遅発性のものもあります。発生した副作用が重篤な場合は、ただちに原因となる薬を中止して、受診して医師の指示にしたがってください。副作用が深刻な事態でない場合は、治療を優先してようすをみる、薬の量を減らすということもありますので、医師の判断をあおいでください。

介護者は、要介護者の体調や日常動作の変化を注意して観察し、副作用が疑われるときは、その変化が薬によるものかどうかを医師や薬剤師に相談してください。

ここでは薬の副作用に関連してよく使われる用語を説明しておきましょう。

用語	説明
アナフィラキシー	薬を使用して数分〜30分以内に発症することが多い急性の過敏反応。気道狭窄や血圧低下などで死亡することもある
アレルギー反応による副作用	からだが薬を異物と認知し排除しようとする反応が過剰にはたらいてしまうこと（抗体抗原反応）
二次的薬理作用	治療目的以外の薬の作用が出ること
過剰作用	薬が目的以上に強く作用すること

副作用が起きやすい原因

　高齢者の多くは複数の慢性疾患を抱え、たくさんの薬剤を服用・使用しています。老化により腎臓、肝臓、消化管などの機能が低下してくるため、副作用が現れやすい状態です。副作用や相互作用が現れていても、それが疾患の症状であるのかどうかの区別もつきにくく、本人の自覚も乏しいので副作用に気づくのが遅れがちになります。

　薬と食品との食べ合わせや、薬と薬の飲み合わせによる相互作用も副作用のひとつです。とくに高齢者では、複数の疾患の薬を服用していることが多く、相互作用はときに深刻な事態を招くことがあるので注意が必要です。

　医師は、高齢者に薬を処方する場合はできるだけ少量からはじめ、できるだけ種類を減らし、可能であれば服用期間を短くすることを考慮していますが、副作用はいつでも起きえます。いま起きている症状が副作用からくるのか、病気からきているのか、介護者による十分な観察と医療従事者へのレポートは、医師を大いに助けることになります。

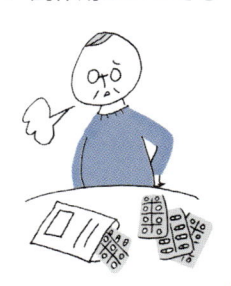

要介護者の薬の問題と解決策

1.3

　ここまで、介護職や介護家族が絶対に知っておきたい薬の基礎知識に続けて、少し応用的な薬の知識を説明してきました。これらを踏まえて、読者のみなさんが日々直面している要介護者の薬の問題、悩みごとをとりあげます。

> **Column　薬の効果は100%!?**
>
> たとえば85歳の高齢者の総コレステロール値が240mg/dLを超えている、LDLコレステロール値が150mg/dLもあるからといって、薬を飲まないといけないとは一概にはいえません。コレステロールを下げるのは、動脈硬化の進行による心筋梗塞や脳梗塞のリスクを下げるためです。
>
> NNT (number needed to treat) という考え方があります。特定のエンドポイント（死亡や病気の発症）に至る患者を1人減らすために、何人の患者が薬を服用する必要があるかという疫学の指標です。薬の効果を考えるとき、NNTは有用です。ある薬を飲まない群と飲んだ群を比較して、将来的に病気になる人が、飲まない群では100人中3人、飲んだ群は2人でした（NNT＝100）。飲んだほうが100人に1人を救えるから効果があるという理屈です。しかしながら、見方を変えると残りの97人は飲んでも飲まなくても何も変わりません。
>
> 偽薬（プラセボ）でも効く人はいます。胃潰瘍の薬を飲んだら、偽薬で100人中40人がよくなり、本当の薬では60人がよくなったら、統計学的に効果があると判断するのです。
>
> 薬とはそういうものです。薬は飲めば100%効くわけではないということを念頭に置くべきです。

薬を飲みたがらない要介護者への対応

医療への向き合い方やコミュニケーションの問題

本人が指示どおり薬を飲まない、飲みたがらない問題は、たいてい介護者が残薬を発見することで明らかになります。しかし薬が21日分余ったから医師に残薬調整してもらう、というのでは問題は解決しません。根本には、医療従事者、とくに医師と患者さんとのコミュニケーションや信頼関係に問題があるケースが多いのです。

コンコーダンスというイギリスの薬剤師業界から発生した言葉があります。「患者はなぜ医師の言うとおりに薬を飲まないのか」という課題は世界共通で、新しい医師・患者関係を表すのがコンコーダンスという考え方です。

服薬をめぐる医師・患者関係の研究には歴史があります。その昔はコンプライアンス（服薬遵守）といって、医師の命令に患者がしたがう「薬を飲みなさい」「わかりました」という医師目線の考え方。そこから時を経てアドヒアランスという考え方が出てきました。患者さんが治療方針の決定に積極的に参加し、医師との約束を守るという意味です。そして新しい概念のコンコーダンスは、一致とか調和といった意味で、大きく3つの特徴があります。

コンコーダンスの3つの特徴

1つ目は（医師と患者）互いの意見を尊重すること、そして2つ目は互いの意見が一致していることです。医師は「A薬を飲んでほしい」と思っています。しかし、患者

さんが「A薬は飲みたくない」と思っていれば意見は一致しません。医師がなぜこの薬を飲ませたいかを患者さんが100％理解し、患者さんがなぜこの薬を飲みたくないかを医師が100％理解したとき、2つの意見のギャップは医者からみても患者さんからみても同じはずです。そのギャップのとらえ方が一致しているのをコンコーダンスというのです。そして3つ目の特徴が患者に決定権があることです。

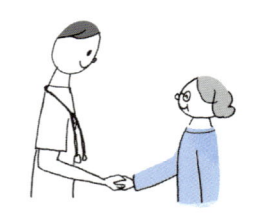

　つまり、患者さんが「薬を飲みたくない」というとき、コンコーダンスに照らし合わせ、なぜ患者さんが薬を飲みたくないのか医師が理解し、なぜ医師が薬を飲ませたいのか患者さんが理解したうえで、患者さん側に決定権があり、実際に薬を飲むか飲まないかが決まるということです。

生活習慣や認知機能、環境の問題

　生活習慣が理由で飲み忘れることもあります。たとえば、食事が不規則だったり、仕事のシフトなどが原因で飲み忘れることは珍しくありません。しかし、要介護者はたいてい介護職や介護家族の管理下にあることが多いはずです。それでも残薬が発生するのは、介護職や介護家族の目が届いていない、認知機能の低下などが原因として考えられます。

　薬はどんな過程を経て要介護者本人の口に入っているのか。自分で飲んでいるのか、あるいは飲ませてもらっているのか。介護職も「この人はいつもだれに薬を飲ませてもらっているのか」「テーブルのうえに置いてもらっているだけなのか」などと気にとめて観察し、「お薬を飲む時間

ですよ」と一声かけて水といっしょに飲むのを見届けるだけで飲めるようになったりします。自己管理が苦手な要介護者ならお薬カレンダーを使うなど、いろいろな工夫ができます。

お薬カレンダー

薬には優先順位がある

　薬には優先順位があって、処方された薬でも「絶対飲んでほしい薬」「効果がさほど期待できない薬」という優先度があります。ずっと飲み続ける薬、症状がある程度消えたらやめてもいい薬もあります。薬が多すぎて飲みきれないと医師に相談すれば考慮してくれるでしょう。

Column　生活スタイルと薬

高脂血症の薬のように、将来の動脈硬化による心筋梗塞、脳梗塞などを予防するために飲んでいたほうがよい薬はあります。しかし食生活を変え、生活習慣を変えることで飲まなくてよくなる人もいます。一方で、生活スタイルを変えられない、仕事の都合で無理だというなら「薬の力を借りましょう」という判断をすることもあります。

飲んでいないと生命を維持できない薬もあるし、病態によっても異なります。しかし高齢者が服用している薬の多くはただちに命にかかわるような薬ではありません。

3-2 介護現場で直面する薬の問題への対処

薬を飲み忘れた（飲ませ忘れた）

　朝昼晩各１錠服用する薬で、朝に飲み（飲ませ）忘れてしまった！　昼に２錠分飲むか、それとも昼は処方どおり１錠でいいのか。介護者はどう対処すべきかを知っておきたいですね。

　用法は薬によって異なります。個々の薬の用法や注意は第２章で紹介する薬の添付文書に載っています。それを読めば、処方どおりに飲まなかったときにどうすればよいかもある程度推測がつきます。逆に２回分飲んでしまったらどうすればよいのかも、過剰投与したら何が起きるか、何をすべきかも添付文書には載っているのです。

薬のにおいや大きさが苦手で飲めない

　のどに引っかかるなどで飲みにくいときは服薬ゼリーやオブラートを使うとよいでしょう。味が苦手な場合には単シロップに混ぜて飲む方法もあります。後発医薬品では製薬会社が他商品との差別化のために、同じ成分の錠剤で

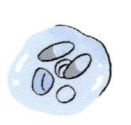
服薬ゼリー

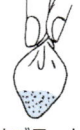
オブラート

も大きさや形、味や香りを変えるなど、飲みやすさを競っているものもあります。こうした工夫は薬剤師が詳しく、相談するとすぐに対応してもらえることが多いのです。

　散剤はむせるとか、錠剤は飲み込みにくいなどで薬が飲めない場合は、成分が同じで異なる剤形に変更してもらう

ことも可能です。複数の薬を服用していて飲み忘れが多い、薬をシートから取り出しにくいなどの場合では、複数の薬を1つのパッケージにまとめる<u>一包化</u>（ワンドーズパッケージ）という工夫もあります。これらは薬剤師を通じて医師の指示を受けるか、直接、医師に相談するとよいでしょう。

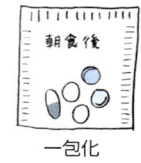

一包化

薬が多すぎて飲みきれない

介護職や介護家族が要介護者を観察して、本人の自己管理能力が低下していて薬がきちんと飲めない、処方された薬が多すぎて飲みきれず、大量の残薬が発生しているときは、<u>多剤併用での副作用</u>にも留意したいところです。

相互作用に関する説明の多くは、2種類の薬を併用した場合を検証対象にしています。それが3種類、4種類と増えていったとき、どんな副作用が起きるのか正直わからないのが現状です。

筆者が以前に診察した例では、1日に54錠・包もの薬を服用している患者さんがいました。3つの医療機関を受診しており、別個に処方されていたためだれも気づきませんでした。それが介護施設への入所をきっかけに筆者が主治医となって発覚したのでした。

薬を飲みたがる

逆に、名前を指定して薬を要求する患者さんもいます。医療への依存度が高い人です。医療機関は症状や健康状態を相談して診療してもらうところで、単に薬をもらいに行くところではありません。しかし、前述したコンコーダンスの話題にも関連するように、患者さんが薬を強く要望す

る場合、医師は処方を断りにくい傾向にあります。54錠・包を服用していた患者さんもそうで、筆者の減薬の提案にもっとも抵抗したのは本人でした。

　ある研究では、処方される薬が6種類以上になると副作用を起こす人がぐんと増えると報告しています。主な副作用のひとつであるふらつきや転倒で起きた骨折をきっかけに寝たきりになり、寝たきりが認知症を引き起こす可能性もあります。

> **用語** **ある研究**
> 日本老年医学会と日本医療研究開発機構研究班が行った「高齢者の多剤処方見直しのための医師・薬剤師連携ガイド作成に関する研究」

3 -3 医療従事者との薬の連携

介護職や介護家族ができること

　介護者の役割は、要介護者本人の生活支援や介助はもちろん、医師や薬剤師、看護師などの医療従事者と本人とをつなぐチームケアの一員でもあることです。

　そのためには医療従事者に相談できる関係を築きたいですね。本書ではそのキーパーソンとして薬のプロフェッショナルである薬剤師や調剤を行う薬局（保険薬局）の活用をすすめます。薬剤師や調剤を行う薬局は、医師不足のなか、在宅医療や地域包括ケアシステム、多職種連携のカギとなる存在として注目されています。

在宅医療での薬剤師の活躍が期待されている

　薬剤師が在宅医療の現場に入ってくる機会は今後どんどん増えていくでしょう。国は在宅医療推進の方針です。薬剤師は患者さんに必要な情報提供を行うだけでなく、患者さんや介護家族から服薬状況や残薬状況、服用したときにみられる症状などを聞きとって薬歴に記録し、適切な服薬指導を行うことも求められています。これは在宅医療への参画をうながし、地域のチームケアの一員として活躍する薬剤師を評価しようというねらいです。

　日本薬剤師会の調査では、在宅患者訪問薬剤管理指導などで保険薬局や病院薬剤部が重点的に取り組みたい内容として、
● 処方医との連携
● 一包化の実施

- 薬剤の内容に関する説明
- 服薬方法に関する指導
- 薬剤の保管に関する指導
- 介護事業者への情報提供

を挙げています。

　薬剤師は、薬の飲みやすさを考慮して、同一剤形でも飲みやすい後発医薬品に変更することができます。それでも残薬がたくさん出るのなら、処方した医師に「一包化してもらえませんか」「顆粒が飲みにくいので錠剤に変えられませんか」「薬を減らせませんか」という提案も行えます。

薬剤師は介護職の頼もしい味方に

　介護職が薬剤師と密な連携を構築し、薬剤師が具体策を医師に提案するなどして効果をあげている現場もすでに存在します。介護職からの服薬に関する情報をもとに、薬剤師から「薬をよく飲み忘れるのでお薬カレンダーを出しました」「食事の際にこの薬を飲ませてほしい」というような情報提供や提案ができるのです。

　「なぜ患者は薬を飲みたがらないのか」「なぜ残薬がこんなに発生するのか」、医師と薬剤師が連携して解決しようとする大きな問題ですが、より患者さんに接する時間が多い介護者による情報提供が、大きな助けとなるのはまちがいありません。

第 **2** 章

正しい
薬の情報を
無料で利用する

実際に処方された薬の効能や使用方法を調べてみましょう。

ドラッグストアやコンビニエンスストアで購入できる市販薬には説明書が同封されていることを知っている人も多いでしょう。同じように、医師が処方する薬にも説明書があります。この説明書はインターネットで公開されており、だれでも無料で自由に読めるようになっています。こんなに便利な情報を利用しない手はありません。第2章では、これらの情報へのアクセス方法と利用の仕方、とくに大切な情報とその読み方を説明します。

2 薬のトリセツ「添付文書」

添付文書はだれでも見られる

ドラッグストアやコンビニエンスストアで購入できる市販薬（一般用医薬品）には説明書（添付文書）が同封されているのと同様、医療用医薬品にも説明書があります。これを添付文書といいます。医師や薬剤師など医療従事者向けに書かれたもので、内容も（一部）専門的ではありますが、介護職や介護家族が読んでもまったくかまいません。

さらに添付文書に警告欄があるなど、副作用や使い方でとくに注意が必要な薬については、添付文書をもとに患者さんやその家族向けにわかりやすく書かれた患者向医薬品ガイドもあります。

添付文書 　　患者向医薬品ガイド
医療関係者向け　　患者や家族向け

どの薬の本よりも詳しい情報が載っている

添付文書や患者向医薬品ガイドは製薬会社がつくり、厚生労働省が管理する独立行政法人医薬品医療機器総合機構（Pharmaceuticals and Medical Devices Agency：PMDA）がインターネットで公開しているもので、だれでも無料で利用できます。とくに患者向医薬品ガイドはPMDAが「患者の皆様や家族の方などに、医療用医薬品の正しい理解と、重大な副作用の早期発見などに役立てていただくために提供するものです」といっているように、国民に広く活用してほしい目的で公開されています。実際、

一般の人向けに書かれたどの薬の本よりも、詳しくてためになる情報が記載されています。

一般用医薬品と医療用医薬品

薬には大きく分けて、一般用医薬品と医療用医薬品があります。

一般用医薬品は病院やクリニックに行かなくとも、ドラッグストアで買える薬のことです。市販薬、家庭用医薬品、大衆薬、売薬、OTC医薬品などと呼ばれることがあります。

それに対し、医療用医薬品は、病院やクリニックで診察を受けた後、処方箋と引き換えに保険薬局で受け取る薬です。薬剤師は薬の卸売業者から仕入れた薬を、箱から出して数を数えたり、一度に服用する薬を袋や瓶に小分け（分包）したりして、処方箋を見ながら医師が指示したとおりに調剤します。軟膏のような塗り薬は2～3種類を練り混ぜて軟膏ツボに小分けされているかもしれません。

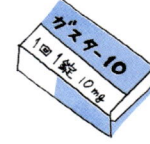

一般用医薬品

医療用医薬品は、通常このように、医師の処方箋の指示にもとづいて保険薬局で調剤され患者さんの手元に届きます。

一般用医薬品はだれでも自由に入手できますが、自費で購入する必要があります。

医療用医薬品は健康保険の枠組みのなかで、1割～3割の自己負担で入手できます。

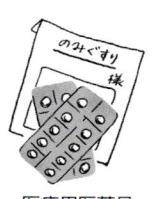

医療用医薬品

2-1 添付文書とは

医療用医薬品の説明書

　一般用医薬品の箱を開けると、薬とともに薬の説明書が入っています。いわゆる添付文書です。添付文書には、薬の販売名や薬効名（成分の名前）のほか、効能や効果、用法や用量、成分と含有量、保管や取り扱いの注意などが記載されており、製造業者の名称や住所、そして消費者相談窓口が書かれています。服用する患者さんが直接読むために、比較的わかりやすい内容のみになっています。

　医療用医薬品も、薬局が薬を仕入れたときの個装箱には添付文書が必ず添付されています。その添付文書は患者さん向けではなく、医療従事者向けに書かれています。そのため、少しむずかしいうえ、患者さんに渡されることはありません。

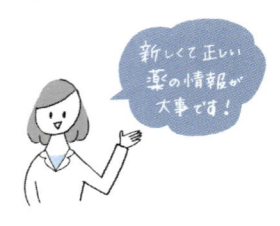

新しくて正しい
薬の情報が
大事です！

　薬局ではその代わりに薬の説明書をプリントアウトしてもらえるかもしれません。いわゆる薬剤情報提供文書です。患者さん向けに、それぞれの薬の写真と、薬の名称、効能・効果、用法・用量、副作用などの注意事項が書かれた書類です。しかし、その説明書は本当に簡素なもので、十分な情報は載っていません。一般用医薬品の個装箱に入っている添付文書と比べて情報が少ししか載っていないのです。

　本屋さんの家庭向け医学書コーナーには、「医者からもらった薬がわかる」と宣伝する一般向けの薬の本や事典が

たくさんあります。しかしそれらの本にも、全部の薬の情報が載っているわけではありません。

添付文書を読んでみよう

薬剤情報提供文書よりも、薬の本よりも、もっと詳しい薬の情報を知りたいと思ったら、添付文書を利用するのがもっともよい方法です。医療用医薬品の添付文書は医療従事者向けに作成されていますが、一般に公開されていますので、だれでも入手できます。

少しむずかしいかもしれませんが、読み方さえわかればとても有益な文書です。患者さんにかかわる介護職や介護家族にとっても役立つ文書となるでしょう。

添付文書と患者向医薬品ガイド

インターネットで、「薬の名前　添付文書」で検索すると、たくさんの検索結果が表示されます。なかには「添付文書」から情報を抜粋した内容を転記しただけのものもありますが、製薬会社（製造販売業者）が作成したものを直接入手するようにしましょう。

PMDAは安全対策業務として医薬品の情報提供をしており、患者向医薬品ガイドを閲覧できます。

患者向医薬品ガイドは、患者さんやその家族に、医療用医薬品の正しい理解と、重大な副作用の早期発見などのために製薬会社が作成して提供しているものです。医薬品を使用するときにとくに知っておくべきことが、添付文書をもとに、わかりやすくまとめられています。

添付文書の役割

医療用医薬品の添付文書は製薬会社が医療従事者向けに

つくった取扱説明書です。その薬を利用するために必要な情報が記載されており、医療過誤の法的根拠になりうるものです。医師は基本的に添付文書にもとづいて処方を行い、その用法や用量は記載どおりにするのが一般的です。しかし、医師には大きな裁量権があり、添付文書によりその薬剤の使用を制限されるものではありません。

　場合によっては、添付文書とは異なる用法や用量が指示される場合もあります。これは医師の責任のもとで、患者さんの病状によって変えられるものです。また医療技術も日進月歩で新しい情報が絶えず集積され、添付文書も改訂されていくものです。

　したがって、添付文書を読んで薬の知識を得たとしても、医師との対話が重要であることには変わりありません。どのような薬をどのような目的で、どのように処方しているのか。医師にはその説明義務がありますが、その理解を助けるために添付文書を利用してください。不明な点は必ず医療従事者に相談し、自己判断は絶対にしないでください。

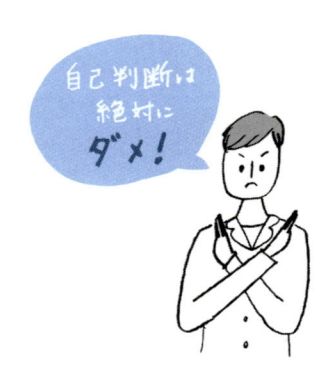

医薬品情報の入手方法

　医薬品情報はPMDAのホームページで公開されています。パソコンからアクセスする方法と、スマートフォンやタブレットからアクセスする方法を説明します。

Column　患者向医薬品ガイドがある薬

添付文書とは違い、患者向医薬品ガイドは、すべての医療用医薬品について作成するよう製薬会社に義務づけられているわけではなく、次のような医薬品について作成が望まれているものです。

- 添付文書に警告欄が設けられているもの。ただし、投与に際しての患者の選択、添付文書を熟読すること、治療経験等の医師等への警告は除く。
- 添付文書の「効能・効果に関連する使用上の注意」、「用法・用量に関連する使用上の注意」又は「重要な基本的注意」の項に、重篤な副作用回避等のために「患者に説明する」旨が記載されているもので、かつ「重大な副作用」の記載のあるもの。
- 患者に対して、特別に適正使用に関する情報提供が行われているもの。なお、診断用医薬品は対象としない。

※ 出典：https://www.pmda.go.jp/safety/info-services/drugs/items-information/guide-for-patients/0002.html

---

2.2-1 パソコンによる アクセス方法

PMDA のホームページ

PMDA のホームページに行ってみましょう。

http://www.pmda.go.jp/

ホームページの上方にある「訪問者別メニュー」から「一般の方向け」をクリックしてください。

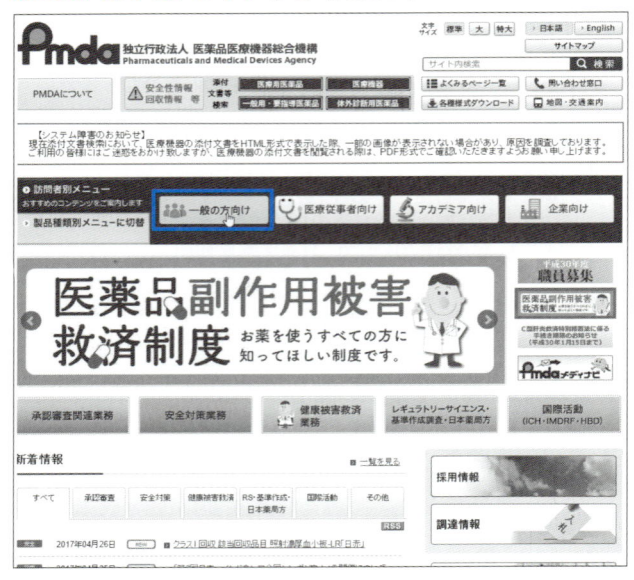

患者向医薬品ガイドの入手方法

「くすりを使うときに知っておきたい」「くすりの副作用かな？と感じたら」「くすりによる健康被害にあったら」のうち、「くすりを使うときに知っておきたい」の「患者向医薬品ガイド」をクリックします。

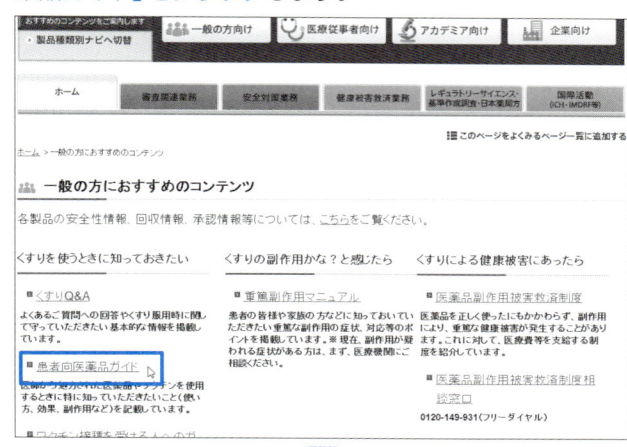

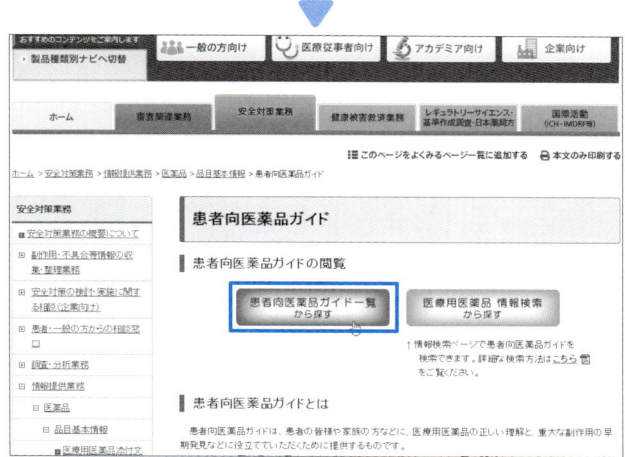

正しい薬の情報を無料で利用する

患者向医薬品ガイドのページに移動します。

まずは情報を知りたい薬の「患者向医薬品ガイド」がつくられているか確認しましょう。「患者向医薬品ガイド一覧から探す」をクリックします。

商品名（販売名）が五十音順で表示されます。

患者向医薬品ガイド・ワクチン接種を受ける人へのガイド一覧

販売名	薬効分類名	企業名
アイクルシグ錠15mg		製造販売元／大塚製薬株式会社
アイセントレス錠400mg	抗ウイルス剤	製造販売元／MSD株式会社
アイソボリン点滴静注用25mg／アイソボリン点滴静注用100mg		製造販売元／ファイザー株式会社
アイピーディカプセル50／アイピーディカプセル100	その他のアレルギー用薬	製造販売元／大鵬薬品工業株式会社
アイピーディドライシロップ5%	その他のアレルギー用薬	製造販売元／大鵬薬品工業株式会社
アイミクス配合錠LD／アイミクス配合錠HD	血圧降下剤	発売／塩野義製薬株式会社　製造販売元／大日本住友製薬株式会社　提携／SANOFI
アイミクス配合錠LD／アイミクス配合錠HD	血圧降下剤	製造販売元／大日本住友製薬株式会社　提携／SANOFI
アイリーア硝子体内注射液40mg/mL	眼科用剤	発売元／参天製薬株式会社　製造販売元／バイエル薬品株式会社
アイロミールエアゾール100μg	気管支拡張剤	製造販売元／大日本住友製薬株式会社　外国製造元／3M社
アカルボース錠50mg「サワイ」／アカルボース錠100mg「サワイ」	糖尿病用剤	製造販売元／沢井製薬株式会社
アカルボース錠50mg「タイヨー」／アカルボース錠100mg「タイヨー」	糖尿病用剤	＊＊販売／武田薬品工業株式会社　＊＊製造販売元／武田テバファーマ株式会社

目的の薬を見つけたら、商品名（販売名）をクリックしてPDFファイルを表示させます。

Column　目的の薬を探すには

目的の薬を探すにはWebブラウザの検索機能を使うと便利です。検索機能を利用するには [Ctrl] + [F] キーを押して表示される検索ウィンドウに目的の薬の商品名を入力します。

アムロジピンOD錠2.5mg「ZE」／アムロジピンOD錠5mg「ZE」／アムロジピンOD...		製造販売元／全星薬品工業株式会社
アムロジピンOD錠10mg「あすか」	血管拡張剤	製造販売元／あすか製薬株式会社　販売／武田薬品工業株式会社
アムロジピンOD錠10mg「日医工」	血管拡張剤	製造販売元／日医工株式会社
アムロジピン錠2.5mg／アムロジピン錠5mg／アムロジピン錠10mg／アムロジピン錠2...	血管拡張剤	製造販売元／大日本住友製薬株式会社
アメパロモカプセル250mg	抗原虫剤	製造販売元／ファイザー株式会社
アモキサンカプセル10mg／アモキサンカプセル25mg／アモキサンカプセル50mg...	精神神経用剤	製造販売元／ファイザー株式会社
アモバンテス錠7．5／アモバンテス錠10		製造販売元／小林化工株式会社

添付文書の入手方法

　患者向医薬品ガイドのページに目的の薬が見つからなかった場合（見つかった場合でも、目を通した後に）、添付文書を入手しましょう。

　患者向医薬品ガイドのページで「医療用医薬品 情報検索から探す」をクリックします。

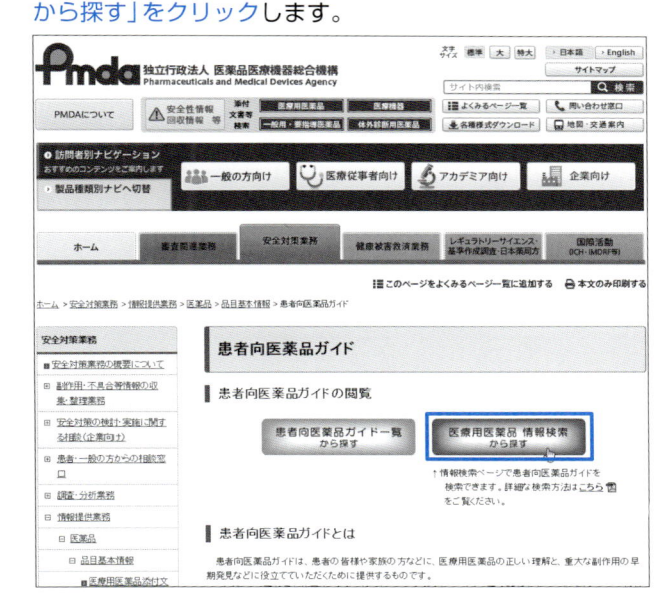

医療用医薬品 情報検索のページに移動します。

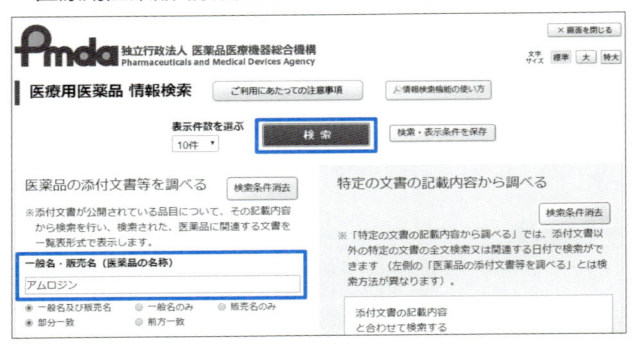

「一般名・販売名（医薬品の名称）」に商品名（販売名）を入力して（ここでは一例として「アムロジン」と入力しています）、「検索」をクリックします。

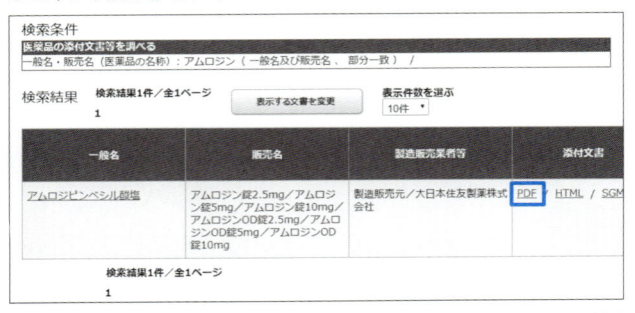

検索結果が表示されます。目的の薬を見つけたら、添付文書欄の「PDF」をクリックしてPDFファイルを表示させます。

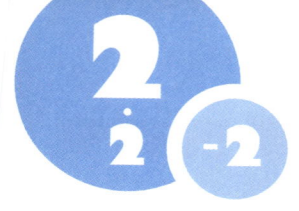

スマートフォンや タブレットによる アクセス方法

PMDAのホームページ

PMDAのホームページに行ってみましょう。

http://www.pmda.go.jp/sp/

「目的・業務から探す」の「訪問者別」をタップします。

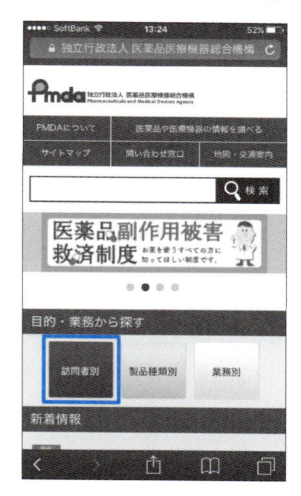

メニューが表示されるので、「一般の方向け」をタップします。

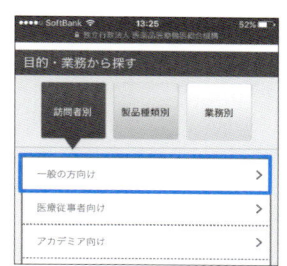

患者向医薬品ガイドの入手方法

「おくすりを使うときに知っておきたい」の「患者向医薬品ガイド」をタップします。

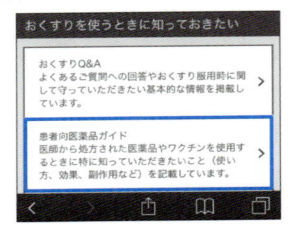

患者向医薬品ガイドのページに移動します。

まずは情報を知りたい薬の「患者向医薬品ガイド」が作成されているかを確認しましょう。「患者向医薬品ガイド一覧から探す」をタップします。

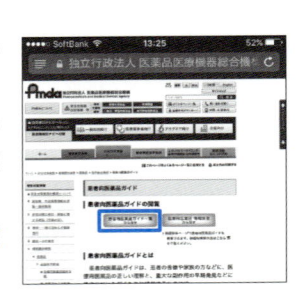

商品名が五十音順で表示されます。

目的の薬を見つけたら、商品名（販売名）をタップしてPDFファイルを表示させます。

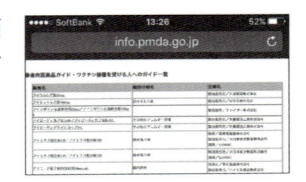

Column　目的の薬を探すには

目的の薬を探すにはブラウザアプリの検索機能で探すと便利です。

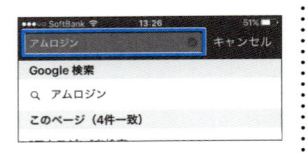

添付文書の入手方法

患者向医薬品ガイドのページに目的の薬が見つからなかった場合（見つかった場合でも、目を通した後に）、添付文書を入手しましょう。

患者向医薬品ガイドのページで「医療用医薬品 情報検索から探す」をタップします。

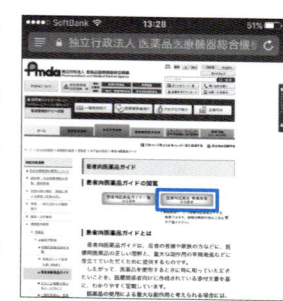

医療用医薬品 情報検索のページに移動します。

「一般名・販売名（医薬品の名称）」に商品名（販売名）を入力して（ここでは一例として「アムロジン」と入力しています）、「検索」をタップします。

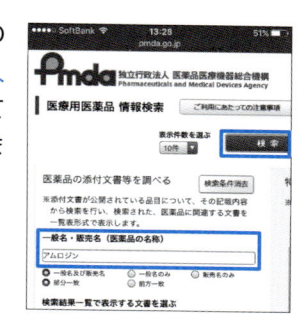

検索結果が表示されます。目的の薬を見つけたら、添付文書欄の「PDF」をタップしてPDFファイルを表示させます。

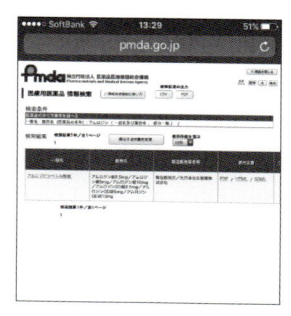

2.3 医薬品情報の読み方

　PMDAのホームページから入手した薬の情報の読み方を説明します。ここでは「アムロジン（OD）錠」（製造販売元：大日本住友製薬）という薬の「患者向医薬品ガイド」*「添付文書」** を例にします。

* http://www.info.pmda.go.jp/downfiles/ph/GUI/400093_2171022F1045_3_17G.pdf（2017年11月15日閲覧）
**http://www.info.pmda.go.jp/downfiles/ph/PDF/400093_2171022F1045_3_17.pdf（2017年11月15日閲覧）
※ 大日本住友製薬株式会社の転載許諾済み

Column　薬の名前の由来

先発医薬品はブランド名がつけられていますが、その名前の多くは一般名を連想させるものです。しかしなかにはユニークな名前の薬もあります。たとえば不眠症の治療に使われる薬「ロゼレム錠」（武田薬品工業）の一般名は「ラメルテオン錠」といい、商品名とはまったく異なります。「ロゼ」は「ばら」、「レム」は「レム睡眠」に由来し、「すこやかな眠りを取り戻し、ばら色の夢を見ましょう」との願いを込めてつけられたのだそうです。

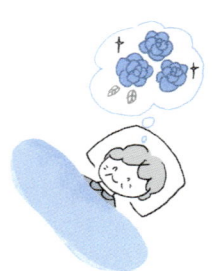

2·3-1 患者向医薬品ガイドの読み方

　アムロジンの患者向医薬品ガイドが作成されているということは、重篤な副作用などの警告があり、とくに注意すべき事項があると推察できます。患者さん向けにわかりやすく書かれていますので、熟読しましょう。

薬の名前と効果

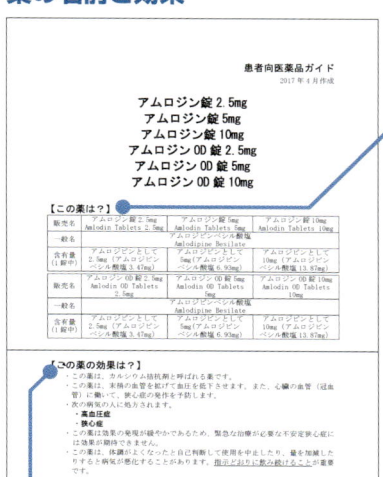

薬の販売名、有効成分の一般名と含有量が記載されています。販売名はいわゆる「商品名」であり、一般名は有効成分の「物質名」のことです。海外では処方箋は一般名で記載されるのが一般的ですが、日本では販売名で記載する慣習があります。薬の本などで「薬の名前®」と記載されているのはこの販売名です

医療費の財政負担を軽減するために後発医薬品が推奨される一環で、平成24年4月1日から、後発医薬品が存在する場合には、商品名に代えて一般名で処方箋を交付すると、その医療機関で「一般名処方加算」を算定できるようになりました。そのため、処方箋に一般名が書かれることが増えてきています

この薬の属する「グループ」、効果、目的が記載されています。グループというのは「薬効分類名」のことです。医療用医薬品には1万数千種類があり、同一成分の後発医薬品が大量に存在するので、「薬効分類名」で整理するのがもっとも効率的なのです

一般名は「アムロジピンベシル酸塩」、商品名（販売名）は「アムロジン錠」と「アムロジンOD錠」です。この薬は先発医薬品なので、製薬会社独自のブランド名がつけられています。後発医薬品の商品名のほとんどは統一名の「アムロジピン錠『製薬会社の略称』」「アムロジピンOD錠『製薬会社の略称』」です。

　アムロジンは高血圧や狭心症に使われる薬です。ビニールホースを手でぎゅっと握ると、手に感じる圧が高まって放水も勢いよくなるのと同様、血管も収縮すると内部の圧が高まります。この圧が高い状態がずっと続くと血管がもろくなります。そこで血管を収縮させるもとになるカルシウムチャネルのはたらきを抑え、血管を広げるはたらきをするのがアムロジンです。薬の効き目はゆるやかなので、緊急時の治療には使えないとも書いてあります。

　注意したいのは、ここに記載されていない病気や症状に対しても処方されることがあるということです。薬局で調剤した薬といっしょに渡された「くすりのしおり」に意外な病名を見つけて、患者さんが「私は狭心症なんですか！」と驚くことがあります。本当は高血圧や狭心症ではないのに、治療上の別の目的があってその薬を使っている可能性があります（適応外処方といいます）。不審に思ったら医師や薬剤師に聞いてください。

薬を使う前に確認すべきこと

【この薬を使う前に、確認すべきことは？】
○次の人は、この薬を使用することはできません。
・過去にジヒドロピリジン系化合物（ニフェジピン、ベニジピン塩酸塩、アゼルニジピンなど）で過敏な反応を経験したことがある人
・妊婦または妊娠している可能性がある人
○次の人は、慎重に使う必要があります。使い始める前に医師または薬剤師に告げてください。
・過度に血圧の低い人
・肝臓に障害のある人
・高齢の人
・腎臓に重篤な障害のある人
○この薬には併用を注意すべき薬があります。他の薬を使用している場合や、新たに使用する場合は、必ず医師または薬剤師に相談してください。

> この薬を使うべきでない患者さんや、慎重に注意して使うべき患者さんが記載されています。副作用や、ほかの薬との併用で注意する情報も書かれています

一方、添付文書には赤い枠で「禁忌（次の患者には投与しないこと）」として「妊婦又は妊娠している可能性のある婦人」「ジヒドロピリジン系化合物に対し過敏症の既往歴のある患者」が挙げられています。禁忌とは「絶対にしてはいけない」という意味です。ただし、医師が明確な意図をもって処方していることもあります。

薬の飲み方と注意点

【この薬の使い方は？】
●使用量および回数
飲む量は、あなたの症状などにあわせて、医師が決めます。
通常、飲む量および回数は、次のとおりです。
〔成人の場合〕

	高血圧症の場合	狭心症の場合
一回量	2.5mg〜5mg＊	5mg
飲む回数	1日1回	1日1回

＊1回5mgを服用しても効果不十分な場合には、1回10mgまで増量されることがあります。
〔6歳以上の小児の場合〕

	高血圧症の場合
一回量	2.5mg＊
飲む回数	1日1回

＊6歳以上の小児の場合、1回5mgを超えて投与されません。

> 用量（使用量と回数）が記載されています。通常、大人の場合と小児の場合は使用量が違い、病態病名によっても使用量が異なります。それぞれについて詳細に書かれている場合もありますし、「適宜増減」と医師の裁量にまかせる記載のこともあります

● どのように飲むか？

［アムロジン錠］

・コップ 1 杯程度の水またはぬるま湯で飲んでください。

・錠剤を割った場合は早めに飲んでください。割った錠剤は、光を避けて 30 日以内に使用してください。

［アムロジン OD 錠］

・口の中で溶かして飲む薬です。舌の上にのせ唾液で湿らせて舌で軽くつぶし水なしで飲むことができます。また、コップ 1 杯程度の水またはぬるま湯で飲むこともできます。

・口の中で速やかに崩壊しますが、口の粘膜からの吸収により効果発現を期待する薬ではないため、崩壊後は唾液や水またはぬるま湯で飲み込んでください。

・錠剤を割った場合は早めに飲んでください。割った錠剤をやむを得ず保存する場合は、湿気と光を避けて保存してください。

● 飲み忘れた場合の対応

決して 2 回分を一度に飲まないでください。

気がついた時に、1 回分を飲んでください。ただし、次の飲む時間が近い場合は 1 回とばして、次の時間に 1 回分飲んでください。

● 多く使用した時（過量使用時）の対応

ショックを含む著しい血圧低下（脱力感、立ちくらみ、めまい）、反射性頻脈（動悸（どうき）など）があらわれることがあります。これらの症状があらわれた場合は、使用を中止し、ただちに医師に連絡してください。

飲み忘れ、介護者による飲ませ忘れは介護の現場で日常的なことであり、この情報は、多くの人が知りたい点です

誤って使用量よりも多く使用してしまった場合に起こりうる症状と、その対応が記されています

　アムロジン錠は水またはぬるま湯で飲みます。アムロジン OD 錠は口のなかで溶ける薬です。口腔粘膜から吸収されることはないので、口のなかにずっと置いておかず、つばや水、ぬるま湯などで飲み込みます。

　「薬を飲ませ忘れた」とか「誤って 2 回分服用してしまった」と慌てた介護者から、筆者も問合せを受けることがありますが、ここにその対応方法が書かれています。とくに 1 回分より多く服用してしまったとき（過量使用時）には記載の症状に気をつけて観察し、症状が現れたら医療従事者に連絡してください。

> この薬を使用するにあたって、患者さんや介護者が知っておくべきことが書かれています。たとえば、重篤な副作用の兆候などの情報が書かれています。介護者が知っていれば、早期発見につながり、重篤になる前に対処することも可能となります

【この薬の使用中に気をつけなければならないことは？】
- 血圧が下がることにより、めまい、ふらつきがあらわれることがあるので、高所作業、自動車の運転など危険を伴う機械の操作には注意してください。
- 授乳中の人は授乳を避けてください。
- グレープフルーツジュースはこの薬に影響しますので、控えてください。
- 他の医師を受診する場合や、薬局などで他の薬を購入する場合は、必ずこの薬を使用していることを医師または薬剤師に伝えてください。

　相互作用に関する記述です。多くの薬でグレープフルーツを控えるよう注意書きがありますが、グレープフルーツ（ジュース）といっしょに薬を飲むと、薬物代謝酵素（CYP3A4）のはたらきがさまたげられて代謝が遅くなり、薬の血中濃度が上がってしまうためです。

薬の副作用

副作用は？

特にご注意いただきたい重大な副作用と、それぞれの主な自覚症状を記載しました。副作用であれば、それぞれの重大な副作用ごとに記載した主な自覚症状のうち、いくつかの症状が同じような時期にあらわれることが一般的です。
このような場合には、ただちに医師または薬剤師に相談してください。

重大な副作用	主な自覚症状
劇症肝炎 げきしょうかんえん	発熱、意識がなくなる、意識の低下、考えがまとまらない、頭痛、白目が黄色くなる、吐き気、嘔吐（おうと）、食欲不振、羽ばたくような手のふるえ、皮膚が黄色くなる、尿の色が濃くなる、判断力の低下
肝機能障害 かんきのうしょうがい	からだがだるい、白目が黄色くなる、吐き気、嘔吐、食欲不振、かゆみ、皮膚が黄色くなる、尿の色が濃くなる
黄疸 おうだん	白目が黄色くなる、皮膚が黄色くなる、尿が褐色になる
無顆粒球症 むかりゅうきゅうしょう	発熱、のどの痛み

> とくに注意すべき重大な副作用と、それぞれの主な自覚症状が記載されています。添付文書にも副作用は書かれていますが、患者向医薬品ガイドでは「自覚症状」が丁寧に書かれているのが特徴です

　「劇症肝炎」などのこわい言葉にびっくりしてしまいますが、実際に発生するのは非常にまれです。一方、添付文書にはもう少し詳しく副作用の発生頻度も記載されてい

て、アムロジンの場合、「劇症肝炎（頻度不明）」「肝機能障害（0.1％未満）」などとなっています。

　もし自覚症状があったとき、すぐに副作用と決めつける必要はありません。しかし、服用しはじめたタイミングで発生するなら、処方した医師に相談するのが大事です。自己判断で薬を飲むのをやめてはいけません。

薬の形と成分

【この薬の形は？】

販売名	アムロジン錠 2.5mg	アムロジン錠 5mg	アムロジン錠 10mg
PTP シート			
形状	円形の錠剤	円形の錠剤 （割線入り）	円形の錠剤 （割線入り）
直径	6.1mm	8.1mm	8.4mm
厚さ	2.8mm	3.5mm	4.0mm
重さ	104mg	207mg	258mg
色	白色	白色	白色
識別コード	◆535	◆536	DS537

薬の形がイラストとともに記載され、色形だけでなく、においや味まで書かれている場合もあります

有効成分のほかに、添加物も記載されています

【この薬に含まれているのは？】

販売名	アムロジン錠2.5mg	アムロジン錠5mg	アムロジン錠10mg
有効成分	アムロジピンベシル酸塩		
添加物	結晶セルロース、無水リン酸水素カルシウム、デンプングリコール酸ナトリウム、ステアリン酸マグネシウム、ヒプロメロース、酸化チタン、タルク、カルナウバロウ		
販売名	アムロジンOD錠2.5mg	アムロジンOD錠5mg	アムロジンOD錠10mg
有効成分	アムロジピンベシル酸塩		
添加物	軽質無水ケイ酸、メタクリル酸コポリマーLD、タルク、クロスカルメロースナトリウム、ポリソルベート80、黄色三二酸化鉄、水酸化ナトリウム、ヒプロメロース、D-マンニトール、トウモロコシデンプン、クロスポビドン、ヒドロキシプロピルセルロース、アスパルテーム（L-フェニルアラニン化合物）、タウマチン、フマル酸ステアリルナトリウム、香料		

【その他】
●**この薬の保管方法は？**
・直射日光と湿気を避けて室温（1〜30℃）で保管してください。
・子供の手の届かないところに保管してください。
●**薬が残ってしまったら？**
・絶対に他の人に渡してはいけません。
・余った場合は、処分の方法について薬局や医療機関に相談してください。

冷暗所で保管するか、冷蔵庫内で保存する薬が多いですが、保管場所について記載があります

絶対にほかの人に渡してはいけない旨が書かれています。処分の方法は、薬局や医療機関に相談するように書かれているのが一般的です

アムロジン（OD）錠には（主成分の容量が）2.5mg、5mg、10mgの3種類があります。同じ名前の薬でも何種類かあることを知っておきましょう。5mgの錠剤を服用していたところ、医師が「量を増やしましょう」といって10mgに代える際、「5mgを1回2錠で処方する」場合や、「2錠飲むのは大変だから10mgを1回1錠にしましょう」という場合もあります。

正しい薬の情報を無料で利用する

保管方法や薬の問合せ先など

【この薬についてのお問い合わせ先は？】
・症状、使用方法、副作用などのより詳しい質問がある場合は、主治医や薬剤師
　にお尋ねください。
・一般的な事項に関する質問は下記へお問い合わせください。
　製造販売会社：大日本住友製薬株式会社（http://www.ds-pharma.co.jp/）
　くすり情報センター
　電話番号：０１２０－８８５－７３６
　受付時間：９時〜１７時３０分
　（土、日、祝日、その他当社の休業日を除く）

> 通常は、不明点は医師や薬剤師に尋ねるように書かれています。一般
> 的な事項についての質問の窓口が、製薬会社（製造販売会社）に開かれ
> ています

Column　過剰摂取で救急搬送された患者さんへの対応の話

血中濃度の理解は、過剰に薬を服用してしまった人への対応
でも重要です。

高齢者が２型糖尿病治療薬のアマリール錠を１錠飲むべきと
ころを誤って２錠飲んでしまいました。血糖値が急に下がっ
て低血糖状態になり、意識がもうろうとして救急搬送されま
した。添付文書によるとT_{max}は３時間、$T_{1/2}$は６時間くら
い。さらに高齢者には低血糖が現れやすいとも書いてありま
す。しかも高齢なので代謝も遅いのです。

対応した医師はブドウ糖を点滴し、血糖値が戻ったので帰宅
させました。ところが低血糖で再び倒れ、搬送先に逆戻りです。
アマリール錠の半減期は６時間で、帰宅しても薬がまだ効い
ていたためでした。

それに対して同じ２型糖尿病治療薬のグルファスト錠では、
T_{max}は３０分弱、$T_{1/2}$も１時間強
くらい。つまり効き方が急で、急
速に消える薬であることがわかり
ます。これなら半減期をやりすご
せばなんとかなりそうだと考えて
医療従事者は対応できるのです。

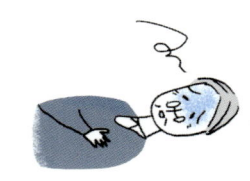

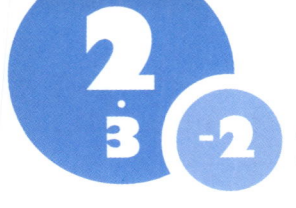

3 -2 添付文書の読み方

　患者向医薬品ガイドがない薬は、この添付文書を読みます。医療従事者向けなので一見むずかしそうですが、読むべきポイントは患者向医薬品ガイドと変わりません。ここでは添付文書だけに載っていて、知っておくとさらに役立つ情報を解説します。

PTPシートから取り出して服用する

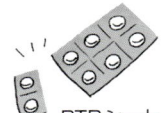

PTPシート

認知症の人が誤ってPTPシートごと飲んでしまい、食道を傷つけ穿孔してしまったというのはよく起きるトラブルです。PTPシートを1錠ずつ切り離す人がいますが、誤嚥の危険があるのでおすすめできません。

薬物動態のグラフで薬のタイプがわかる

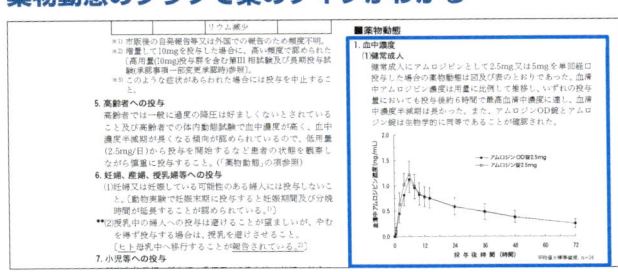

血中濃度のグラフはぜひ見ておきましょう（先発医薬品の添付文書には記載されていますが、後発医薬品には載っていないこともあります）。

　グラフの縦軸が血中濃度、横軸が服用後の時間です。アムロジンを飲んでから徐々に血中濃度が上がっていき、もっとも高くなるのは約6時間後。その後、血中濃度はなだらかに下がっていき、濃度が半分（半減期）になるのに36時間ほどかかるのがわかります。だからアムロジンの服用は1日1回でも効果は十分継続することがわかります。逆に、鎮痛薬や睡眠薬のように、すぐに効きはじめ、半減期がもっと短い薬もたくさんあります。

　つまり血中濃度がもっとも高くなるのにどれくらい時間がかかるかで、いつ効きはじめるかがわかり、グラフのなだらかさでどれくらい長く効くかがわかるというわけです。

薬物動態をさらに詳しくみる

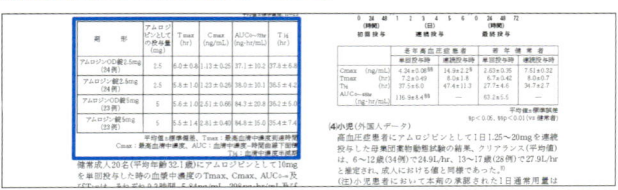

　グラフをさらに詳しい数字で記述したのがこの表です。T_{max}というのが血中濃度がもっとも高くなる時間、C_{max}はもっとも高くなったときの血中濃度、AUCは薬を1回飲んだときグラフの曲線が描く下側の面積のことです。面積が広いと代謝はゆっくりで、からだにとどまっている時間が長くなります。$T_{1/2}$は血中濃度が半分になるのに要する時間で、どれくらいの速さで排泄されるのかがわかります。

時間依存性と濃度依存性

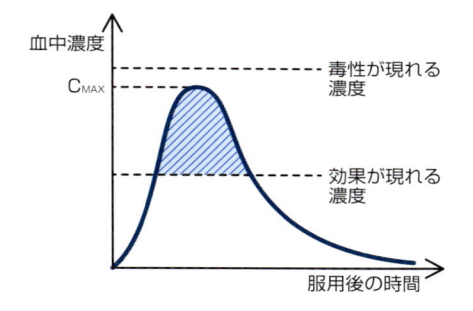

薬の血中濃度には、どこかで効く濃度があり、それより低いと効かない、それより高くなると副作用が現れるポイントがあります。ですから薬の効果を得るには、上図の斜線部分の範囲内に血中濃度を維持したいわけです。

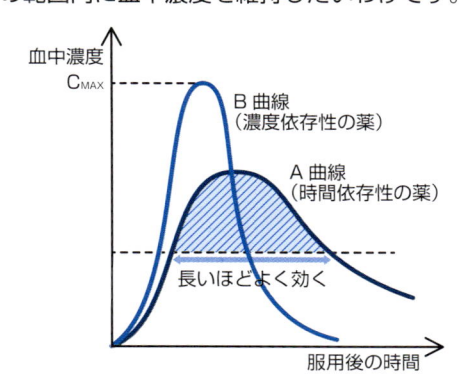

しかも薬の性質によって、図中のA曲線を描く種類の薬と、B曲線を描く種類の薬があります。Aはある濃度よりも高い時間が、長ければ長いほどよく効く薬（これを時間依存性といいます）。一方、Bは高い濃度が必要な薬です（濃度依存性といいます）。

薬にはこの２種類があり、多くの薬は時間依存性です。濃度が高くても低くても、ある一定以上の濃度であれば効果は同じで、その一定の濃度が長いほどよいことになります。逆に、濃度が高ければ高いほど効く濃度依存性の薬は副作用が現れやすいのです。

　医師は薬の血中濃度を考えて薬を選んで処方しています。薬を飲む人、飲ませる人は、薬はどれくらいの時間で効きはじめるかを知っておきたいものです。

臨床試験で確かめられた効果

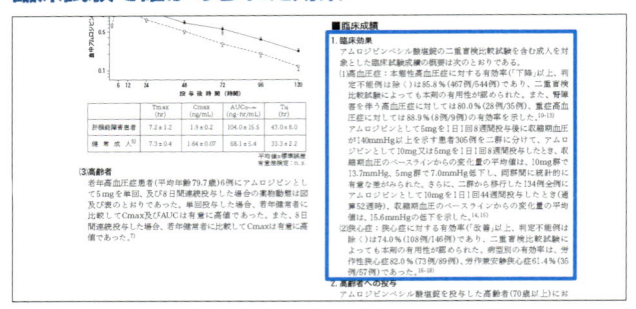

　薬の承認を取得するために行われた臨床試験で確かめられた効果についての記述です。有効率は高血圧症で85.8％、狭心症で74.0％とあります。つまり薬を飲んだ100人中効果があった人がそれぞれ86人、74人ということで100％効くわけではありません。薬は絶対効くものだと思っている人もいますが、このように飲んでも効かない人がいるのです。

第 3 章

介護でであう 薬のQ&A

薬の飲み方や副作用、服薬をこばむ患者さんへの対応、薬を過量摂取してしまったようなアクシデントから、飲んだかどうかわからなくなったようなインシデントまで。介護現場でであうことが多い薬にまつわる問題や疑問をQ&A形式で解説します。

3 やってはいけない！薬のタブー

Q¹ 絶対にやってはいけないことは？

A 自己判断での薬の中止や減量・増量は絶対ダメ！

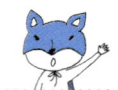

- 自分の判断で、調子がいいからと薬をやめたり、効き目が強すぎると思って薬を減らしたり、効き目がないからと薬を増やしては絶対にいけません。本人だけでなく、介護職や介護家族の判断も厳禁です。

- ただし、痛みが強いとき、吐き気や下痢が強いときなどに服用するよう指示されている頓服薬は例外です。

- 薬の効き目に疑問や問題があれば、次回受診時に医師に相談してください。副作用が強いなど、とても服用を続けられないような緊急の場合は、すみやかに医師に連絡し、指示にしたがって対応します。

- 高血圧の薬を急にやめると、血圧が反動的に上昇して脳卒中を起こすおそれがあります。抗生物質をやめると症状が急に悪化したり、パーキンソン症候群治療薬をやめると悪性症候群などを引き起こします。

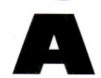 **Q2** 他人に処方された薬は
飲んでよい？

A 他人の薬を飲む（飲ませる）のは
重大事故のもと！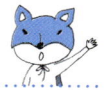

- 医療用医薬品では医師が、患者さんの症状のほか、体質や体格、性別や年齢などを考えて処方しています。とくに慢性疾患の治療薬には数十もの種類があります。症状が似ているからといって、他人に薬をあげたり、他人から薬をもらって飲むのは厳禁です。

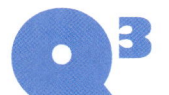 **Q3** 介護職ができる
薬の服用介助は？

A 介護職が行える
医薬品介助は7つ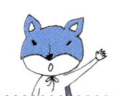

- 介護職が行えるのは医療行為ではない行為にかぎられます。介護職ができる「医薬品に関する介助」は次のとおりです。

> ① 皮膚への軟膏の塗布（褥瘡の処置を除く）
> ② 皮膚への湿布の貼付
> ③ 点眼薬の点眼
> ④ 一包化された内用薬の内服（舌下錠の使用も含む）
> ⑤ 肛門からの坐薬挿入
> ⑥ 鼻粘膜への薬剤噴霧
> ⑦ 一般用医薬品の浣腸

介護でであう薬のQ&A

- 医薬品に関する介助は、患者さんの状態が
  - 入院・入所して治療する必要がなく容態が安定していること
  - 副作用の危険性や投薬量の調整等のため、医師または看護職員による連続的な容態の経過観察が必要な場合ではないこと
  - 内用薬については誤嚥の可能性、坐薬については肛門からの出血の可能性など、当該医薬品の使用の方法そのものについて専門的な配慮が必要な場合ではないこと

  を満たしていることを医師や歯科医師、看護職員が確認していて、これらが医療専門職でなくても介助できることを本人や家族が知っていることが必要です。事前に本人や家族の依頼があれば、処方された医薬品の服薬指導を受け、看護職員の保健指導・助言を守って介助することになります。
- 糖尿病の患者さんがインスリンを自分で注射するのは問題ありませんが、介護職が行うのは禁止です。自己血糖測定は医療行為ですが、測定補助・単位数の確認は医療行為にあたりません。ただし、血糖値などに合わせてインスリン量を調整するのは医療行為なので、介護職は行えません。

薬の飲み方・飲ませ方

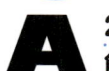

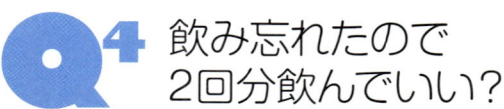

Q4 飲み忘れたので
2回分飲んでいい？

A 2回分まとめて
飲んではいけません

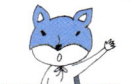

- 薬を飲んだかわからないときは、その1回分は飲むのを飛ばして次に飲むタイミングから服用を再開してください。

- 服用予定時刻からあまりすぎていないなら、すぐに1回分服用し、次の服用タイミングは表を目安にしてください。

服用回数	次の服用タイミング
1日3回服用の薬	3〜4時間以上あける
1日2回服用の薬	5〜6時間以上あける
1日1回服用の薬	時刻を多少すぎても飲む。約18時間以上あける

- 第2章で紹介した薬の添付文書には薬の用法や注意、過剰投与したら何が起きるか、何をすべきかも載っています。

- 2回分以上まとめて飲んでしまった場合は、すぐに医師、薬剤師に連絡し、「どの薬をどれだけ飲んだか」できるだけ詳しく伝えてください。場合によっては、緊急搬送も必要になるほど重大なことです。

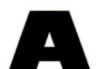 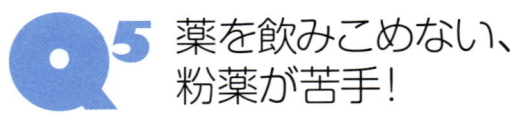 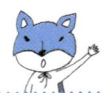

Q5 薬を飲みこめない、粉薬が苦手!

A 薬の大きさや剤形を変える などの解決方法があります

- 嚥下機能が落ちている高齢者では、錠剤やカプセル錠が大きすぎて飲みこめないことが珍しくありません。砕いたり分解したりせず、医師や薬剤師に相談してください。
- においや味が苦手で飲めない薬も、飲みやすいにおいや味をつけた液剤（シロップ）などがあったりします。飲みやすさを工夫した後発医薬品もあります。

用語	嚥下 食物を飲みこむこと

Q6 薬をご飯に混ぜて 服用させてよい?

A 剤形を変える、 服薬補助剤を用いるなど工夫を

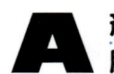 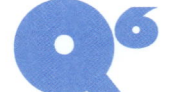 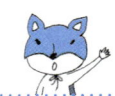

- 服薬をこばむ認知症の患者さんや嚥下障害がある要介護者に対し、食事や飲み物に薬を混ぜて服薬させる介護施設の例を見聞きしたことがある人もいるでしょう。施設の事情なのかもしれませんが、賛否のある問題です。
- そうした方法は人権を無視し、食事の楽しみや食欲を満たす喜びを奪うことになりかねません。本当にその選択肢しかないのでしょうか。医師や薬剤師と相談してよりよい方法を考えてください。

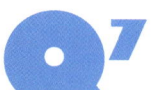

3·3 薬の副作用

Q7 薬の副作用かもしれない症状は?

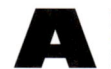

A 転倒、便秘・下痢、排尿障害、幻覚・せん妄、不眠、食欲不振、視覚障害

● 介護現場でとくに注意したい副作用を表にまとめました。

転倒	めまいや眠気、筋力低下などが原因で起こることが多い
便秘・下痢	便秘は腸の機能低下や運動不足も要因のひとつ。下痢が続くとフレイル（虚弱）や脱水、褥瘡悪化につながる
排尿障害	排尿困難と尿失禁がある。抗コリン作用のある薬で起きやすい
幻覚・せん妄	認知症、薬の副作用、環境変化などで現れる
不眠	昼夜逆転、日中に眠気をもよおすことも。ふらつきや意識低下から転倒のおそれ
食欲不振	食欲減退や吐き気、味覚異常、口渇（こうかつ）などの副作用のほか、口内炎やう蝕などの病気が原因のこともある
視覚障害	まぶしい、二重に見えるなどの症状。抗コリン作用のある薬で起きやすい

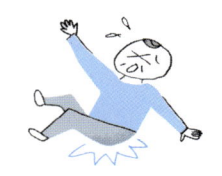

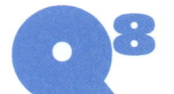 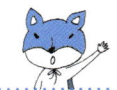

Q8 薬の副作用に気づきやすいポイントは？

A バイタルサイン、食事、表情・会話・感情の変化など

- どんな副作用が現れやすい薬かを知っておくことは大切です。しかし、薬と食品の食べ合わせ、薬と薬の飲み合わせによる相互作用で、思わぬ副作用が現れることもあります。
- 薬ごとにこれという副作用ではなく、とくに次のポイントをよく観察するようにしましょう。
  - ○ バイタルサイン
  - ○ 食事の量
  - ○ 顔の表情
  - ○ 会話の内容
  - ○ 感情の変化
  - ○ 運動機能
  - ○ 排泄　など

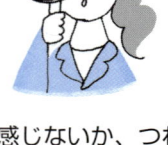

ふだんと違うところはないか、違和感を感じないか、つねにアンテナをはり、相手の一挙手一投足に注意してください。そこに副作用の兆候が必ずあります。

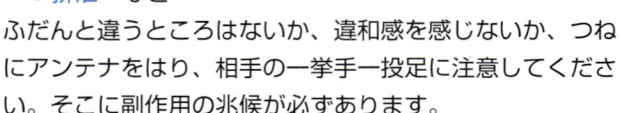

| 用語 | **バイタルサイン**
血圧、脈拍数、呼吸数、体温 |

薬はなぜ水以外で飲んではいけないの？

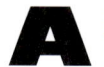 **薬との相互作用で副作用などが生じる可能性があるからです**

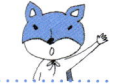

● 内服薬はコップ1杯程度の水か、ぬるま湯で飲むのが基本です（OD錠〈口腔内崩壊錠〉は水なしで口のなかで溶かして飲む）。飲むときは必ず上体を起こして飲みます。

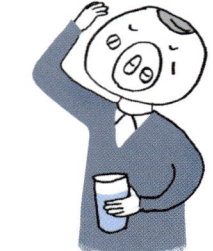

● 錠剤やカプセル剤を水なしで飲む人がいますが、のどや食道にはりついて炎症を起こしたり、胃で薬が溶けにくく吸収が遅くなるのでやめてください。

● 水の代わりに、コーヒーや紅茶、緑茶、ジュース、炭酸飲料、牛乳などで飲むと薬の相互作用によって、薬が効きにくくなったり、逆に作用が強くはたらき副作用が現れることもあります。薬との相互作用用が問題になりやすい食品は次のとおりです。

グレープフルーツ（ジュース）	● 高血圧症や狭心症の薬のうちカルシウム拮抗薬といっしょにとると、薬の代謝がさまたげられて作用が強くなる ● 影響があるのはグレープフルーツのみで、オレンジやレモン、みかんなどの柑橘系果物は問題ない
牛乳・乳製品	● 一部の抗生物質（テトラサイクリン系）や骨粗鬆症（こつそしょうしょう）の薬といっしょにとると、吸収がさまたげられて作用が弱まる
炭酸飲料	● 胃薬や解熱鎮痛薬といっしょにとると作用が弱まる

カフェイン	● カフェインを多く含むのはコーヒー、紅茶、緑茶、栄養ドリンクなど ● テオフィリンといっしょにとると頭痛や頻尿 ● セルシンといっしょにとると作用が弱まる
アルコール類	● 睡眠薬や安定薬などを同時に服用すると、呼吸抑制などの危険な状態を招く場合がある
ビタミンKを多く含む食品	● 抗血栓薬ワルファリンといっしょにとると作用が弱まる ● ビタミンKを多く含むのは納豆、クロレラ、緑色野菜など。緑色野菜は大量に食べなければ問題ない
たばこ	● エルゴタミン（クリアミンなど）の血管収縮作用が強くなり、血管障害を誘発しやすくなる ● 抗血栓薬ワルファリンや血糖降下薬の作用を低下させる
セント・ジョーンズ・ワート（セイヨウオトギリ）	● サプリメントに含まれていることが多い ● いろいろな薬の代謝をうながして作用を弱める

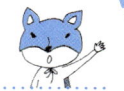
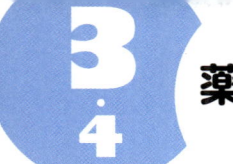

薬の管理・保管

Q10 大量の残薬を発見した！

A 残薬が発生している事実を情報として報告するのがコツ

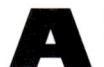

- 高齢者宅には、いつ処方されたかわからない薬や、使用期限切れの外用薬がしまい込まれていることがあります。このような残薬が発生するのは、
  ○ 飲み忘れ
  ○ 多すぎて飲みきれない
  ○ 複数の医療機関から薬が処方されている

  などが原因です。正しく服薬しなければ効果が期待できないのはもちろん、たくさんの薬の飲み合わせで相互作用を引き起こすこともあります。

- 多くは介護者が最初に介入し、医療従事者に報告することになります。なかには介護者の提案を「うるさい、出すぎたこと」と嫌う古い考えの医師がいるかもしれません。その場合、「薬が残っているようです」「いま処方されている薬は飲みにくいようです」「薬が多すぎて飲むのを嫌がっています」「介護家族が疲れています、不満があります」のように事実を情報として報告するのが軋轢や摩擦を生まないよい方法です。

Q11 薬の飲み忘れを防ぐには？

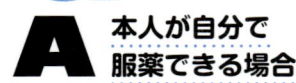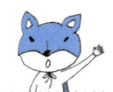

A 本人が自分で服薬できる場合

- 次のような方法があります。
  - ○ PTPシートに飲む日付を油性ペンで直接書き込む
  - ○ 一包化してお薬カレンダーや薬整理ケースに入れる
- シートごと誤飲してしまう危険があるので、PTPシートを1錠ずつ切り離さないでください。

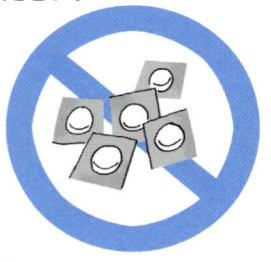

A 自己管理できない場合

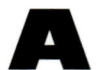

- お薬カレンダーなどで工夫しても飲み忘れたり、飲んだか覚えていない場合は介護者のサポートが必要です。服用していても「まだ服用していない」と思いがちで、いったんそう思うと薬を探し出して服用しようとします。
- 介護者は薬の管理を徹底しなければなりません。本人にどこまでまかせるのか見きわめ、誤って複数回飲んでしまわないような対策が必要です。1回分ずつ介護者が手渡しし、残りの分は本人が気づかないところに隠すことも必要になるかもしれません。万一に備えて、ケアにか

かわる人すべての共通認識にしておきましょう。

● 服薬時に直接介助できないときは、服薬タイミングで電話したり、メモで服薬をうながすなどします。訪問看護の服薬管理や、薬剤師による訪問薬剤管理指導の活用も検討してください。

Q12 飲み残しを防ぐには？

A 残薬は副作用や重大な健康被害を引き起こす原因です

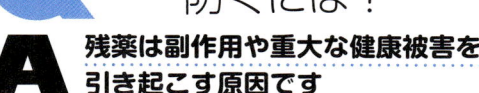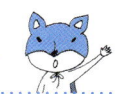

● 患者さんが飲み忘れたり飲み残した薬（残薬）の総額は全国で年間数百億円とも数千億円ともいわれます。残薬は国民医療費を圧迫するだけでなく、多剤併用による副作用や重大な健康被害を引き起こすもとです。

A ドクターショッピングをやめ、かかりつけ医、かかりつけ薬剤師を

● 飲みきれないほど大量の薬が処方されるのは、
　○ 症状に応じて薬を処方する医療姿勢
　○ 複数の医療機関を受診していて、処方を一元管理できていない
ためです。たとえば高脂血症の患者さんの場合、多くは高血圧もわずらっていて、糖尿病や高尿酸血症の人も少

なくありません。これらの治療薬にくわえて、おしっこが近いから切迫性尿失禁の薬、その副作用で目が見えづらく緑内障の薬、多くの薬を服用していて夜眠れないので睡眠導入薬、胃の調子が悪いから胃腸薬、降圧薬の効きすぎが原因なのにふらふらするから抗めまい薬…。こうして多剤併用の目安となる5種類の薬などはたやすく超えてしまいます。

● 処方を一元管理できるかかりつけ医やかかりつけ薬剤師をもつことが、残薬解消にもっとも有効な解決策です。

A お薬手帳を活用しましょう

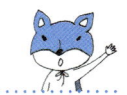

● かかりつけ医やかかりつけ薬剤師に患者さんの服薬状況を知っておいてもらうのが理想ですが、実際には複数の医療機関を受診しなくてはならないこともあるでしょう。ぜひ活用してほしいのがお薬手帳です。

● お薬手帳は1冊だけもつことが重要です。1冊に集約してこそ重複処方をふせげます。そこに検査値データなどもはさんでおけばよりよいでしょう。救急搬送時にも役に立ちます。

● 最近ではスマートフォン版お薬手帳も登場しており、家族の処方履歴も管理できます。

3.5 要介護者への接し方

Q13 認知症の患者が薬を飲みたがらない！

A 時間をおく、話題を変えるなどして、服薬を再度提案しましょう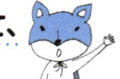

● 認知機能に障害がある人の場合、無理強いせず、少し時間をおいて本人がおだやかにすごせる雰囲気をつくってから再度、服薬を提案してみましょう。食後の服用だからといって、必ずしも食後でなければダメというものでもありません。時には食後2時間ほど経っていても大丈夫だったり、朝の薬が、昼や夕方でもよい場合もあります。医師や薬剤師に相談してください。

● レビー小体型認知症の患者さんの介護は、幻視・妄想などの症状のためか、対応がむずかしいと感じる介護者が多いようです。誤認妄想で長年飲んでいた薬でも飲んだことがないと訴えたりします。無理に薬を飲ませるのではなく、いったん別の話題に変え、しばらくたってから「お薬を飲む時間ですよ」と声かけするのも手です。

● 脳血管性認知症の患者さんは、感情の起伏が激しい（感情失禁）場合があります。本人の感情の起伏のポイントをつかむことで、薬も飲んでくれるでしょう。

Q14 完治の見込みがない患者が服薬をこばむ

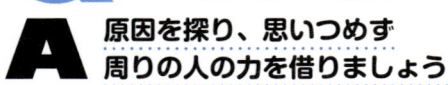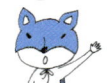

A 原因を探り、思いつめず周りの人の力を借りましょう

- 慢性腎不全のように、完治の見込みがなく症状が徐々に悪化していく病気の患者さんでは、あまりのつらさから治療を拒否する人がたまにいます。薬を飲むことを拒否されたら、何が原因でそのような態度をとるのか、相手の意見をていねいに聞いてみましょう。心理的なものなのか、経済的な問題か、治療自体が重荷なのかもしれません。

- 無理強いせず、介護者側も気持ちの余裕をもつためにも、医師や薬剤師などの医療従事者、ケアマネジャー（介護支援専門員）に相談することもひとつの方法です。

Q15 血圧の薬を飲みたがらない！

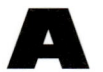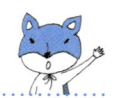

A 病気になるリスクを下げたい人が飲む薬です

- 「血圧の薬はくせになる」「血圧の薬は一生飲まなくてはならない」と降圧薬の服用をこばむ人は珍しくありません。降圧薬は予防薬ですから、効果を実感できる薬ではありません。飲んでいる間は血圧が下がり、脳卒中や心

臓病になる確率が低くなります。「飲まなくてはいけないと言われているから飲む」のではなく、「脳卒中や心臓病のリスクを下げたい」と思う人が飲む薬です。

- 高齢者の余命を考えると、「服薬」という生活の質を下げかねない行為と、脳卒中や心臓病になるリスクとのバランスは、若年者の場合とは異なります。

- 降圧薬にかぎらず、こうした対応は、高脂血症や糖尿病、骨粗鬆症などの予防薬全般にあてはまります。

3

介護でであう薬のQ&A

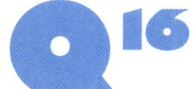 **16** 要介護者に激しい
怒りがわいたら

 怒りのきっかけを
周囲の人と共有してください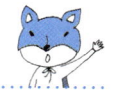

- 人間関係や介護ストレスなどが原因で、介護施設職員や介護家族が要介護者（利用者）を虐待したり、思い余って殺害してしまう残念な事件が起きています。ののしられた、ちゃんと服薬・食事してくれない、徘徊（はいかい）がやまない、下痢がひどい…。虐待や殺人は理由がなんであれ肯定できません。しかし、犯行に至った背景には壮絶な介護現場の状況があったことも珍しくありません。

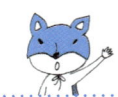

A 相手の人間性が許せないときは

- 暴言はあなただけに向けられたものでしょうか。あなたを嫌って文句を言っているのでしょうか。周囲の人やスタッフに、自分が思い悩んでいる問題や状況を思いきって話してみましょう。案外、まわりの人も同じ問題で困っていたり、対処のコツや、要介護者本人がそのような辛らつな態度をとる理由を知っている人がいたりするものです。
- 1対1の対人問題ととらえず、介護スタッフや医療スタッフなど、周りの人といっしょに介護ケアにあたっている意識をもち、問題を共有しやすい体制をつくってほしいと思います。

A 徘徊や下痢などの症状にがまんできないときは

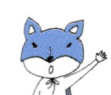

- 「夜間徘徊が激しいので睡眠薬を出してください」「便秘だから下剤を処方してください」と薬を要求する介護者は少なくありません。その一方、「睡眠薬をやめたせいで徘徊がはじまった」「寝具まで汚してしまうほどの下痢をしているのに下剤を処方して！」と怒りと不満をもつ介護職もいます。つまり、薬の処方だけでは問題は根本的に解決しないのです。
- 日ごろから運動が不足しているなら、日中運動や散歩をうながすことで睡眠薬を服用しなくても夜ぐっすり眠れるようになるかもしませんし、便秘も軽くなるかもしれ

ません。本人に腸閉塞の既往があってやむをえず下剤を処方しているのかもしれませんが、薬が合わず、激しい下痢症状を起こしていることまでは医師は知らないのかもしれません。

● 状況と困っていることについて、医師と対話・共有することで、薬だけに頼らない、もっとうまい別の方法が見つかることも多いのです。

医療従事者とのつきあい

Q17 医師とうまくコミュニケーションするコツは？

A 医師もいろいろ。プロ意識をもって臆せず接して！

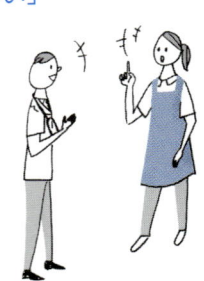

- 「医師がこわくて相談できない」「医学の知識がなくてどう表現していいのかわからない」「医師に問題を報告しても何も対処してくれない」。医師が苦手な介護職は少なくありません。実際、多忙すぎて余裕がない人、対人コミュニケーションが苦手な人、性格にクセがある人、自己中心的な人など、医師にもさまざまな性質や性格の人がいます。

- 勇気を出して医師に相談してもアドバイスをもらえなかったり、「それは介護で対応してください」とつれなくされれば、気は重くなりますし、「二度と相談するものか」と毒づきたくもなります。しかし、医師には「医療的な問題点をみすごしてはいけない」プロ意識が備わっています。患者さんのケアに関して介護職から「何か言われたら、きちんと対応しなくてはいけない」と思わない医師はいないと断言できます。

- 医師の態度は冷たく感じられたかもしれませんが、あなたの声は医

師に確実に届いたのです。介護医療にあたる医師は、介護職ほど要介護者本人を観察できていないことを自覚しています。そしてもっとも身近で本人に接している介護職目線のアセスメントを必要としてます。「医師がこわいから」「嫌味を言われるのが嫌だから」言わないでいるのは介護職の責務放棄です。医師に気に入られることが介護職の本分ではありません。問題や気づきがあったら医師に臆せず言える、プロの介護職をめざしましょう。

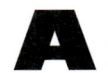 **18** 病気や薬の知識は
なんのために必要？

A プチ医療者に
なるためではありません

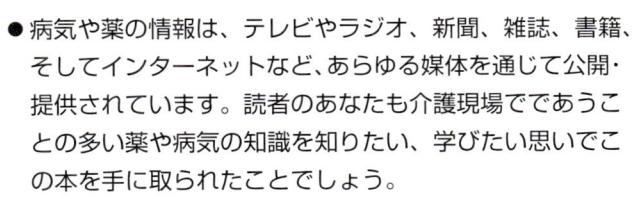

- 病気や薬の情報は、テレビやラジオ、新聞、雑誌、書籍、そしてインターネットなど、あらゆる媒体を通じて公開・提供されています。読者のあなたも介護現場でであうことの多い薬や病気の知識を知りたい、学びたい思いでこの本を手に取られたことでしょう。
- 介護職や介護家族のみなさんには「プチ医療者」ではなく、
  ○ 新しく正しい医学や薬の知識をもとに適正な介護ができる
  ○ 医療従事者の前では言えない要介護者本人の本音を引き出したり、薬の飲み方や副作用に留意して、異常を感じたらすぐに連絡・報告できる
  ○ 急変のサインを見逃さず適切な対応をとれる
  介護のプロになってほしいと思います。

3

介護でであう薬のQ&A

A スムーズなチームケアを めざすためです

● 地域での介護、福祉、医療の連携を深める必要性が高まっています。チームケアを担うメンバーらがお互いを理解し、職務の領域を少しずつ重ね合わせてはじめて、すき間のないスムーズなケアが実現できると筆者は考えます。

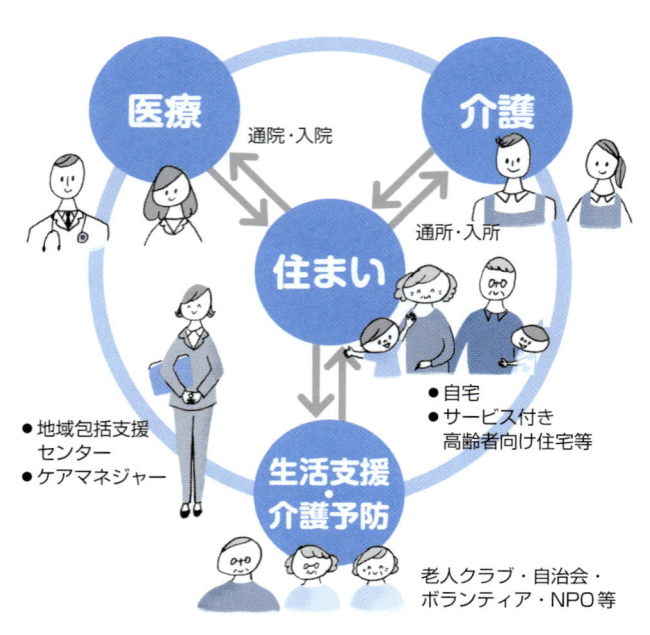

厚生労働省が推進する地域包括ケアシステムのイメージ

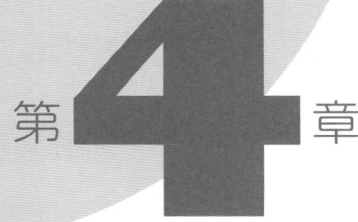

高齢者が
なりやすい
病気と薬の知識

高齢者がなりやすく、介護現場でであうことが多い24の病気の概要と、その治療薬を説明します。標準的な治療で用いられ、筆者らが臨床でよく処方する薬を主にとりあげました。介護者がとくに注意したい副作用の兆候や、服薬介助、ケアのポイントについても詳しくまとめています。

治療薬の一般名と商品名は第5章を参照してください。

ノロウイルス感染症

すぐわかる病気と薬

病気のまとめ

● 吐き気や嘔吐、下痢、腹痛を起こすウイルス性の感染症です。通常は症状が1〜2日続いて治ります。

● 高齢者では重症化したり、誤嚥による窒息や肺炎に注意が必要です。

薬のまとめ

● 直接効果がある治療薬はありません。

● 吐き気が強い場合、制吐薬を使用します。

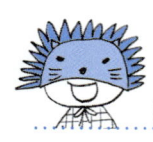

知っておきたい病気の知識

どんな病気？

急性胃腸炎を引き起こすウイルス性の感染症

● ノロウイルス感染症は、乳幼児から高齢者までの幅広い年齢層に急性胃腸炎を引き起こす、ウイルス性の感染症です。長期免疫が成立しないため何度もかかります。

● 主に冬場に多発しますが、年間を通して発生します。

● 原因ウイルスであるノロウイルスの増殖は人の腸管内のみですが、乾燥や熱にも強いうえに自然環境下でも長期間生存が可能です。感染力が非常に強く、少量のウイルス（10〜100個）でも感染・発症します。

● 潜伏期間は24〜48時間で、吐き気、嘔吐、下痢、腹

痛がみられます。発熱は軽度です。通常は症状が１〜２日続いた後、治癒し、後遺症もありません。感染しても発症しない場合や軽いかぜ程度で終わる場合もあります（不顕性感染）。

● 高齢者では重症化したり、吐いたものを気道に詰まらせて死亡することがあります。

治療法は？

安静にして十分な水分補給が治療の基本

● いまのところノロウイルスに効果のある抗ウイルス薬は存在しません。このため対症療法が行われます

● ベッドで安静にし、水分を十分に補給することが大切です。嘔吐がある場合でも、少量ずつでよいので、できるだけ多く水分をとるようにします。水分と電解質の補給を目的とした市販の経口補水液も有効です。

● 水分を十分とれないときは輸液が必要となります。吐き気が強い場合は、制吐薬（注射薬もしくは坐剤）の使用を検討します。

● 感染力が強く、患者の糞便や吐物にウイルスが排出されているので、食事の前やトイレの後の手洗いが予防には重要です。

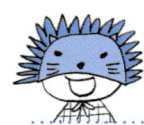

介護でであう薬の知識

主な治療薬

治療薬の薬効分類

分類		特徴
末梢性 制吐薬	抗ドパミン薬	CTZ と呼ばれる脳内嘔吐中枢にあるドパミン受容体を阻害し、制吐作用を示します。消化管運動を亢進させ、消化管運動の低下などによる吐き気、食欲不振を改善します
整腸薬		腸内環境（腸内細菌叢）を整えることで下痢、腹部膨満などの症状を改善します
漢方薬	五苓散	口渇、尿量減少する下痢、悪心、嘔吐、めまいに利用されます
解熱鎮痛薬	アセトアミノフェン製剤	脳の体温調節中枢や中枢神経などに作用して熱を下げたり、痛みを抑えます。しかし抗炎症作用はほとんどありません
	非ステロイド性抗炎症薬（NSAIDs）	体内で炎症などを引き起こすプロスタグランジンの生成を抑え、炎症や痛みなどを抑え、熱を下げます

抗ドパミン薬のここに注意！

● 薬剤性パーキンソン症候群という副作用が現れることがあります。からだが勝手にふるえる、こわばるといった、いわゆる錐体外路症状です。これは薬が血液脳関門を通過し、脳内でもドパミン受容体をブロックするために起こります。

薬の服用と副作用

服薬とケアのポイント

● 高齢者では脱水症状を引き起こしたり、体力の消耗でほかの病気が悪化したり、嘔吐に伴う誤嚥から誤嚥性肺炎を発症することがあります。水分と栄養補給を十分に行い、咳嗽、喀痰など呼吸状態を観察してください。

● 患者の汚染物の処理では飛散に十分注意し、次亜塩素酸ナトリウムを使用することが望ましいとされています。

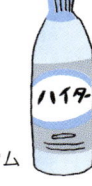

次亜塩素酸ナトリウム

報告すべき副作用

● 補液などの対症療法にとくに注意すべき副作用はありませんが、制吐薬の使用でまれに薬剤性パーキンソン症候群がみられる場合があります。

用語	咳嗽 せき込むこと

喀痰
たんを吐くこと

4.2 呼吸器の病気
喘息

すぐわかる病気と薬

病気のまとめ
● 気管支が炎症を起こす病気です。

薬のまとめ
● 気管支拡張薬と抗炎症薬で喘息発作を予防します。

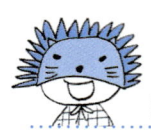 **知っておきたい病気の知識**

どんな病気？

炎症した気管支への刺激で発作が起きる

● 気管支喘息は、空気の通り道である気管支が炎症を起こしている病気です。

● 炎症が起きている気道はとても敏感で、正常な気道ならなんともない**ほこりやたばこ、ストレスなどがわずかな刺激となって発作**が起きます。

気管
気管支

治療法は？

喘息発作を予防する治療と喘息発作の治療

● 喘息発作を予防する治療と喘息発作の治療があります。介護現場では喘息発作の予防が重要です。

- 喘息発作には誘因（ゆういん）があります。その誘因を明らかにして避けるようにすれば、通常は発作を予防できます。誘因にはたばこの煙やほこり、ダニなどがあります。

> **用語** 誘因
> ある状態を引き起こす原因

喘息発作の予防は気管支拡張薬と抗炎症薬

- 予防のための治療薬には気管支拡張薬と抗炎症薬があります。気管支拡張薬は、気管支の収縮をゆるめて気道を広げます。抗炎症薬は、気管支の収縮の原因となる炎症を抑えることで、発作を予防します。
- 全身をめぐって気管支に作用する内服薬と、気管支に直接作用する吸入剤があります。

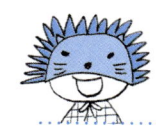

介護でであう薬の知識

主な治療薬

治療薬の薬効分類

分類			特徴
吸入ステロイド薬			気道のアレルギー反応や炎症を抑え、喘息によるせきの発作などを予防します。吸入して気道へ直接届けます
気管支拡張薬	β_2刺激薬	内服薬	気管支のβ_2受容体を刺激し気管支を拡張させ、喘息によるせきや息苦しさなどを改善します。内服薬と外用貼付剤（テープ）があります。内服薬は種類によって薬の効果持続時間が異なります。外用貼付剤は通常1日1回貼り替えます
		外用貼付薬	

気管支拡張薬	短時間作用型 β_2 刺激薬		気管支をすばやく広げ、呼吸を楽にしてせきや喘息発作などをやわらげます。吸入して気道へ直接届けます
	長時間作用型 β_2 刺激薬		長時間にわたり気管支を拡張させて、せきや息苦しさなどをやわらげます。吸入して気道へ直接届けます
	メチルキサンチン類	テオフィリン製剤	気管支の拡張や呼吸中枢の刺激作用などにより、喘息や気管支炎などのせきや息苦しさなどを改善します。気管支拡張作用、抗炎症作用、中枢神経刺激作用など多くの作用をもちますが、治療の有効域（有効濃度の幅）が狭いので（中毒域と有効域が近い）、適切な服薬管理が必要です
		アミノフィリン製剤	テオフィリンにエチレンジアミンを加え、水溶性にしたものです。テオフィリンと同等の作用をもち、治療の有効域が狭いので適切な服薬管理が必要です。作用はテオフィリンよりおだやかで短時間性です
ステロイド薬／ β_2 刺激薬配合剤			ステロイド薬と β_2 刺激薬を合わせた配合剤です。ステロイド薬が気道のアレルギー反応や炎症を抑え、β_2 刺激薬が気管支を拡張させ、呼吸症状を改善します。吸入して気道へ直接届けます
ロイコトリエン受容体拮抗薬			ロイコトリエンというアレルギーを引き起こす物質を阻害し、アレルギー反応を抑えて気管支を広げ、喘息によるせきの発作などを起こりにくくします

吸入ステロイド薬のここに注意！

- 経口薬や注射薬と比べ、吸入ステロイド薬の全身性の副作用はきわめて少ないですが、副作用が起きないよう投与量は喘息をコントロールできる最少用量に調節されています。うがいで口腔からの全身への吸収を減らすことも重要です。
- 使用を突然中止すると喘息の急激な悪化を起こすことがあるので、投与を中止するときは医師の指示のもとで

徐々に減らしていく必要があります。

長時間作用型β₂刺激薬のここに注意！

● 副作用として動悸、不安、不眠、頭痛、悪心、嘔吐、めまい、振戦が出現することがあります。高血圧や心疾患、甲状腺機能亢進症、糖尿病の人はとくに注意してください。

> | 用語 | **悪心**
> 吐き気、嘔気
>
> **振戦**
> 意思と無関係に生じる細かいふるえ

テオフィリン製剤のここに注意！

● テオフィリンは血中濃度が大切です。そのため定期的に採血して血中濃度を監視しながら使用します。悪心や嘔吐、心窩部痛などの消化器症状、興奮、けいれん、頻脈、尿酸値上昇、高血糖などの副作用があります。

● テオフィリンの血中濃度は、フェノバルビタールなどの薬剤やセント・ジョーンズ・ワートなどのサプリメントの使用、ウイルス感染症や肺炎などの罹患でも上下し、思わぬ副作用が現れることがあります。

> | 用語 | **心窩部痛**
> みぞおちの痛み
>
> **罹患**
> 病気にかかること

薬の服用と副作用

服薬とケアのポイント

● 喘息は現代でも死亡原因になりうる病気です。発作が起きないように予防する治療が重要です。治療薬の内服・吸入を継続し、自己判断で中止してはいけません。血中

濃度が大切な薬もあります。定期受診や定期検査も忘れないでください。
- 季節の変わり目など喘息発作が起こりやすい時期には注意が必要です。喘息発作を繰り返す場合は誘因をみつけて避け、長期コントロールのための治療薬を見直す必要があります。

報告すべき副作用
- 動悸、不安、不眠、頭痛、悪心、嘔吐、めまい、振戦の副作用に注意してください。

4·3

呼吸器の病気
急性気管支炎

すぐわかる病気と薬

病気のまとめ
● かぜなどの上気道炎が悪化して、気管支にまで感染や炎症が及んだ状態です。

薬のまとめ
● 解熱や全身症状の緩和が薬物治療の基本です。

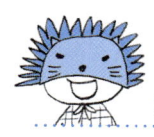

知っておきたい病気の知識

どんな病気？

上気道炎が悪化して感染や炎症が気管支に及んだ状態

● 口から肺へ続く気道は、上気道と下気道に区分されています。上気道は鼻腔・咽頭・喉頭からなり、下気道はさらに下の気管・気管支から肺胞までの空気の通り道をさします。かぜ症候群や急性咽頭炎などの上気道炎が悪化して感染や炎症が気管支まで及んだ状態を気管支炎と呼びます。

● 気管支炎の原因の多くはウイルス性です。肺炎マイコプラズマや肺炎クラミドフィラなど

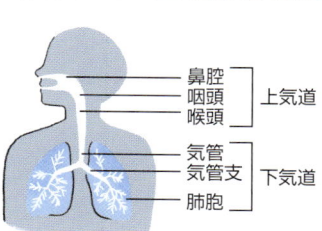

鼻腔
咽頭　上気道
喉頭

気管
気管支　下気道
肺胞

の非定型病原体が原因の場合もあります。ウイルス感染に引き続いて、細菌感染が起こる場合もあります。

> **用語 肺炎クラミドフィラ**
> クラミドフィラ・ニューモニエという細菌は、かつてクラミジア・ニューモニエという名前で呼ばれていたため、クラミドフィラ肺炎はクラミジア肺炎とも呼ばれる

治療法は？

治療の基本は解熱や全身症状の緩和

● 対症療法が基本です。解熱や全身症状の緩和のために、アスピリン、アセトアミノフェン、イブプロフェンなどの解熱鎮痛薬を服用することがあります。

● 高齢者では発熱を伴わない場合もありますが、とくに熱がある患者さんは水分を十分とる必要があります。

● 抗生物質はまれに起こる細菌による感染症を除き、気管支炎の治療には使用されません。抗生物質はウイルス性気管支炎には役立ちません。

● インフルエンザの症状が発生してから48時間以内に、オセルタミビルやザナミビルのような抗ウイルス薬を投与すると、治癒が早まることがあります。とくに慢性疾患をもつ高齢者では、重篤化を予防するために使用されることがあります。

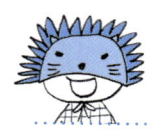

介護でであう薬の知識

主な治療薬

治療薬の薬効分類

分類		特徴
解熱鎮痛薬	アセトアミノフェン製剤	脳の体温調節中枢や中枢神経などに作用して熱を下げたり、痛みを抑えたりします。しかし抗炎症作用はほとんどありません
	非ステロイド性抗炎症薬（NSAIDs）	体内で炎症などを引き起こすプロスタグランジンの生成を抑え、炎症や痛みなどを抑え、熱を下げます
抗プラスミン剤	トラネキサム酸	血管透過性の亢進、アレルギーや炎症性病変の原因になっているキニンがプラスミンにより産生されるのを抑制し、咽頭の痛み、充血、腫脹をやわらげます
鎮咳薬	コデイン類含有製剤	コデインによる咳中枢への作用などにより、せきを抑えます
	非麻薬性	せき中枢の抑制作用や気道を広げる作用などにより、せきをやわらげます
去痰薬		気道の粘液分泌をうながし、粘性を下げ、線毛運動を亢進することにより、たんを体外に排出しやすくします
鎮咳去痰薬		鎮咳作用とせきを溶解しせきを排出しやすくする去痰作用をあわせもち、肺炎の呼吸器症状をやわらげます
抗生物質（細菌感染症が疑われた場合のみ）	ペニシリン系薬	溶連菌感染症に処方されます
	グリコペプチド系薬	主にMRSA（メチシリン耐性黄色ブドウ球菌）感染症に使われます
	アミノグリコシド系薬	非結核性抗酸菌感染症や緑膿菌による呼吸器感染症に使われます
	マクロライド系薬	マイコプラズマ肺炎、クラミドフィラ（クラミジア）肺炎などに使用されます
	テトラサイクリン系薬	クラミドフィラ（クラミジア）肺炎、レジオネラ肺炎などに使用されます

4 高齢者がなりやすい病気と薬の知識

抗生物質（細菌感染症が疑われた場合のみ）	ニューキノロン系薬	頻用されがちですが、ほとんどの場合ニューキノロン系以外の抗生物質で治療が可能です
	ST 合剤	ニューモシスチス・カリニ肺炎の治療や予防に用いる場合があります

鎮咳薬のここに注意！
● 漫然と用いるとかえってたんを気道内にとどめることになり、治癒を遅らせることがあります。大量のたんを伴ううせきは抑えるべきではありません。

薬の服用と副作用
服薬とケアのポイント
● 急性気管支炎の原因の多くはウイルス性で対症療法が基本ですが、すべての症状を薬で抑えるとかえって長引くことがあります。安静療養を基本とし、医師と相談しながらうまく症状を軽減させましょう。

● 急性気管支炎の原因に細菌性を疑う場合は抗生物質が処方されることがありますが、まれです。指示どおりに飲みきることが大切です。

● 一般に、鼻水、咽頭痛（けんたいかん）、倦怠感、悪寒（おかん）などの、かぜ症状から始まります。やや高い熱（37℃台後半〜38℃台）に伴って筋肉痛や関節痛が現れ、とくにインフルエンザウイルスが原因の場合はこの症状が強くみられます。

● 急性気管支炎が遷延（せんえん）すると悪化し、肺炎へ移行する場合があります。高齢者では体温調節がうまくいかないため、発熱を伴わない場合もあります。体温よりもせきたんなどの呼吸器症状や、ぐったり

> **用語** **咽頭痛**
> のどの痛み
>
> **遷延**
> 長引くこと

していないかなど全身状態に気をつけてください。

● 黄色や緑色のたんが出ているからといって、感染症の原因が細菌であるとはかぎりません。ウイルス性の気管支炎には抗生物質は有効ではありません。

報告すべき副作用

● 鎮咳薬のリン酸コデインは便秘を引き起こすことがあります。高齢者で便通に問題がある場合、便通の調子が悪くなる場合があります。

4

高齢者がなりやすい病気と薬の知識

すぐわかる病気と薬

病気のまとめ

- 肺胞と周辺組織に細菌やウイルスが感染して炎症を起こす病気です。主な症状はたんやせき、呼吸困難、悪寒、発熱です。
- 慢性疾患をもつ高齢者の最終的な死因になることがあります。

薬のまとめ

- 細菌性肺炎には抗生物質で治療します。
- たんを吐き出しやすくする去痰薬、せきをやわらげる鎮咳薬で症状を軽くします。

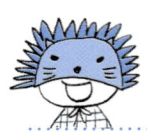

知っておきたい病気の知識

どんな病気？

肺胞などに細菌やウイルスが感染

- 気管支の先の肺胞やその周辺組織に、細菌やウイルスが感染して炎症を起こす病気です。
- 主な症状はたんやせき、呼吸困難、悪寒、発熱です。高齢者では発熱しなかったり、たんを吐き出せず、唯一の症状が息切れや食欲低下のこともあります。
- 重い慢性疾患が背景にある患者さんでは、

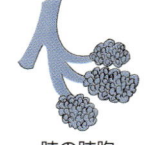

肺の肺胞

肺炎はしばしば最終的な死因になります。

| 用語 | **悪寒**
発熱時のぞくぞくする寒気 |

治療法は？

細菌性肺炎の治療は抗生物質を使用

● 細菌性肺炎が疑われる場合は抗生物質が用いられます。抗生物質の種類によって有効な細菌、有効な投与方法は変わります。

● 日本では抗生物質が安易に使用されがちですが、適切なタイミングで適切な種類の薬を適切な方法で投与することが大切です。

● 経口の抗生物質は消化管からの吸収に時間がかかり効率が悪いため、重篤な場合は注射剤の抗生物質が使用されます。

● ウイルス性肺炎には抗生物質は効果がありません。

去痰薬と鎮咳薬で症状軽減

● たんは気道の分泌物ですが、去痰薬がたんを柔らかくして喀出しやすくしてくれます。

● 鎮咳薬はせきをやわらげるのに有効ですが、たんを喀出させるためにも完全に止めないほうが望ましいです。

| 用語 | **喀出**
たんやつばなどを吐き出すこと |

● 安静が基本ですが、深呼吸や体位変換もたんの喀出に有効です。

● 呼吸が苦しくなったり血液中の酸素濃度が低い場合は酸素投与が行われます。

4

高齢者がなりやすい病気と薬の知識

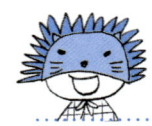 **介護でであう薬の知識**

主な治療薬

治療薬の薬効分類

種類			特徴
抗生物質	ペニシリン系薬	合成ペニシリン製剤	抗生物質は細菌の種々の代謝経路に作用し、細菌のみに毒性を示す薬です。抗生物質がどの種類の細菌に抗菌力をもつかは「抗菌スペクトル」という表で確認できます。より多くの種類に有効なものを広域性抗生物質と呼び、少ない種類に有効なものを狭域性抗生物質と呼びます。通常は、肺炎の原因菌を特定するために「血液培養」や「喀痰培養」を行って、症状や検査結果などから原因菌を推定し、もっとも適した特性をもつ抗生物質を選んで投与を開始します。培養で原因菌が特定されたら、より狭域性な抗生物質に変更します 抗生物質の選択は、原因菌のほか、内服薬の吸収や肺への移行性にも留意して行われます（消化管からの吸収の問題で経口第三世代セフェム系抗生物質は臨床で使われなくなりつつあります）
		複合抗生物質製剤	
		セフェム系薬	
	カルバペネム系薬		
	グリコペプチド系薬		
	アミノグリコシド系薬		
	マクロライド系薬		
	テトラサイクリン系薬		
	リンコマイシン系薬		
	クロラムフェニコール系薬		
	ニューキノロン系薬		
	ST合剤		
鎮咳薬	コデイン類含有製剤		コデインによる咳中枢への作用などにより、せきを抑えます
	非麻薬性		咳中枢の抑制作用や気道を広げる作用などにより、せきをやわらげます
去痰薬			気道の粘液分泌をうながし、粘性を下げ、線毛運動を亢進することにより、たんを体外に排出しやすくします
鎮咳去痰薬			鎮咳作用とたんを溶解したんを排出しやすくする去痰作用をあわせもち、肺炎の呼吸器症状をやわらげます

解熱鎮痛薬	アセトアミノフェン製剤	脳の体温調節中枢や中枢神経などに作用して熱を下げたり、痛みを抑えたりします。しかし抗炎症作用はほとんどありません
	非ステロイド性抗炎症薬（NSAIDs）	体内で炎症などを引き起こすプロスタグランジンの生成を抑え、炎症や痛みなどを抑え、熱を下げます

抗生物質のここに注意！

● 世界初の抗生物質であるペニシリン製剤が発売されてから、「薬が効かない薬剤耐性菌の出現→耐性菌に有効な薬剤の開発→新たな薬剤耐性菌の出現」というイタチごっこが続いています。不適切な抗生物質の使用が耐性菌の出現を助長するため、医師の指示どおりに正しく服用し「飲みきる」ことが重要です。

● 抗生物質は病原性をもたない常在菌（腸内細菌など）にも作用するため、多量に使用すると体内の常在菌のバランスを崩してしまうことがあります。常在菌が極端に減少すると、ほかの細菌や真菌（カビ）などが爆発的に繁殖し、病原性を示す場合もあります。

● 抗生物質は血中濃度が高いほど有用な濃度依存性のものと、ある濃度以上に保たれる時間が長いほど有用な時間依存性のものがあります。

● 抗生物質には主に肝臓で代謝されるものと、主に腎臓で代謝されるものがあります。高齢者で肝機能や腎機能の落ちている患者さんには、投与量に配慮して減量をしなければなりません。

● このように、抗生物質の種類の選択と投与量と投与期間はとても重要です。医師の指示どおりに正しく服用しましょう。

鎮咳薬のここに注意！

- せきは気道にある異物を喀出するための生理的な防御反応です。せきが出ているからといって鎮咳薬で完全に止めてしまうと気道の異物を排除できなくなるため、適度な鎮咳が必要です。

薬の服用と副作用

服薬とケアのポイント

- 高齢者の肺炎は致命的に重症化することがあるので、多くの場合、入院して治療します。
- その一方、抗生物質の注射剤や内服薬の投与で在宅のまま治療することもあります。その場合は重症化予防のために医師や看護師が頻繁に訪問しますが、抗生物質などの指示どおりの服用と、症状（発汗、せきやたんの量）やバイタルサイン（血圧、脈拍数、体温、呼吸数、できれば酸素飽和度）を記録し、医師に報告することが大切です。
- 肺炎の治療中は経時的なバイタルサインの変化を記録し、医師に報告してください。その変化で肺炎の重篤化を予測し、入院加療に切り替えるタイミングをはかります。抗生物質の効果判定にも重要な情報です。

報告すべき副作用

- 抗生物質の内服は一般に腸内細菌に影響を与えるため、下痢などの消化器症状が現れることがあります。軽い下痢なら脱水に注意し、次回の診療までようすをみてください。

- 発疹_{ほっしん}などのアレルギー様_{よう}の副作用が現れることがあります。
- アミノグリコシド系薬には不可逆的_{ふかぎゃくてき}な耳毒性_{じどくせい}があります。ニューキノロン系薬では、頭痛、めまい、睡眠障害、けいれんなど中枢神経系副作用が有名です。

> **用語** **発疹**
> 皮膚にできる吹き出物
>
> **アレルギー様**
> アレルギーの症状に似た
>
> **不可逆的**
> もとに戻らない
>
> **耳毒性**
> 難聴を引き起こす副作用

4

高齢者がなりやすい病気と薬の知識

慢性閉塞性肺疾患（COPD）

すぐわかる病気と薬

病気のまとめ
- 慢性気管支炎や肺気腫を伴う呼吸器の病気です。
- 略してCOPD（chronic obstructive pulmonary disease）と呼びます。

薬のまとめ
- 禁煙が発症リスクを減らし、進行を防ぎます。
- 主に吸入剤を用いて呼吸困難の軽減や急性増悪を予防します。

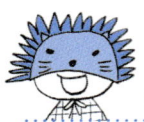

知っておきたい病気の知識

どんな病気？

高齢化に伴い増加中の呼吸器の病気COPD

- COPD（シーオーピーディー）は慢性気管支炎や肺気腫を伴う病気です。なんらかの原因により気道がふさがって気流が制限された状態で、病変は気管から肺胞（はいほう）までのどの部位でも生じます。
- 慢性的なせきやたん、労作時（ろうさじ）の呼吸困難が主な症状です。
- 危険因子には有毒な粒子やガス（喫煙、大気汚染）があります。

用語	**労作時** からだを動かしているとき

危険因子
病気を引き起こす可能性のある物事

とくにたばこは最大の危険因子とされ、喫煙開始年齢が若いほど、COPD になりやすいとされています。

治療法は？

禁煙がもっとも効果的な治療法

- 治療の目的は、呼吸困難の軽減や急性増悪（ぞうあく）の予防です。
- 入院が必要になるほどの重症例では内服薬や注射薬を用いることもありますが、在宅で広く使用されるのは長時間作用性の吸入気管支拡張薬です。
- 薬物治療以外には、禁煙、呼吸リハビリテーション、在宅酸素療法（HOT）などがあります。禁煙は COPD の発症リスクを減らし、進行を遅くするもっとも効果的で経済的な治療法です。呼吸リハビリテーションには、運動療法、リラクセーション、呼吸訓練、排痰法などがあります。
- 低酸素血症を生じるような COPD では、在宅酸素療法（HOT）を使用することがあります。鼻カニューレなどを介して、酸素濃縮器や携帯用酸素ボンベから高濃度酸素を吸入する治療法です。
- インフルエンザワクチンの接種は、急性増悪による死亡率を低下させるといわれています。

用語	**増悪** 病気の状態が悪くなること

4

高齢者がなりやすい病気と薬の知識

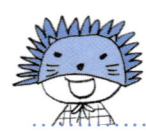

主な治療薬

治療薬の薬効分類

分類		特徴
気管支拡張薬	抗コリン薬	抗コリン作用によって気管支を拡張し、せきや息苦しさなどの呼吸器症状をやわらげます。吸入して気道へ直接届けます
	β_2刺激薬　内服薬	気管支のβ_2受容体を刺激し気管支を拡張させ、せきや息苦しさなどを改善します。内服薬と外用貼付剤（テープ）があります。内服薬は種類によって薬の効果持続時間が異なります。外用貼付剤は通常1日1回貼り替えます
	β_2刺激薬　外用貼付剤	
	短時間作用型β_2刺激薬	気管支をすばやく広げ、呼吸を楽にしてせきや息苦しさなどをやわらげます。吸入して気道へ直接届けます
	長時間作用型β_2刺激薬	長時間にわたり気管支を拡張させて、せきや息苦しさなどをやわらげます。吸入して気道へ直接届けます
	メチルキサンチン類　テオフィリン製剤	気管支の拡張や呼吸中枢の刺激作用などにより、せきや息苦しさなどを改善します。気管支拡張作用・抗炎症作用・中枢神経刺激作用など多くの作用をもちますが、治療の有効域（有効濃度の幅）が狭く（中毒域と有効域が近い）、適切な服薬管理を必要とします
	メチルキサンチン類　アミノフィリン製剤	テオフィリンにエチレンジアミンを加え水溶性にしたものです。テオフィリンと同等の作用をもち、治療の有効域が狭く適切な服薬管理を必要とします。作用はテオフィリンよりおだやかで短時間性です
吸入ステロイド薬		気道のアレルギー反応や炎症を抑えます。ほかの治療薬で十分な効果が得られない場合などに使われることがあります。吸入して気道へ直接届けます

ステロイド薬／ β_2刺激薬配合剤	ステロイド薬とβ_2刺激薬を合わせた配合薬です。ステロイド薬が気道のアレルギー反応や炎症を抑え、β_2刺激薬が気管支を拡張させ、呼吸症状を改善します。吸入して気道へ直接届けます
去痰薬	気道の粘液分泌をうながし、粘性を下げ、線毛運動を亢進することにより、たんを体外に排出しやすくします
鎮咳去痰薬	鎮咳作用とたんを溶解したんを排出しやすくする去痰作用をあわせもち、呼吸器症状をやわらげます

吸入ステロイド薬のここに注意！

● 吸入後はうがいをして副作用を予防します。うがいが困難な場合は、医療従事者に相談のうえ、食事前に吸入し、食事のお茶などで、口腔内や食道内に付着した薬を洗い流す必要があります。

吸入剤のここに注意！

● 内服薬と比べ副作用が現れにくいといわれますが、正しい方法で吸入する必要があります。

● 加圧式定量吸入器やソフトミストインヘラーは目に向けて噴霧しないよう注意が必要です。吸入液が目に入ると散瞳や、緑内障を発症したという報告もあります。

● ドライパウダー定量吸入器の使用には十分な吸気力が必要です。薬を吸う力が弱いと、薬が気管支に届かず効果を得られません。その場合は医師に相談し、本人の吸気力に合った薬を処方してもらってください。

用語	**散瞳** 瞳孔が大きく広がった状態

高齢者がなりやすい病気と薬の知識

4

薬の服用と副作用

服薬とケアのポイント

● 吸入剤は、認知機能が低下していると吸入操作が行えなくなります。介護者のサポートが必要です。吸入は座位で行いますが、座位姿勢がとれないようなら、医師に相談して寝たままで使用できる吸入剤に変更してもらいます。

吸入剤は座位で使う

● 吸入用カプセルは専用の吸入用器具を用いて吸入し、内服しないでください。

● 吸入剤を吸入し忘れたら気づいた時点で吸入し、次回までの間隔を十分にあけてください。次回吸入時に前回の吸入し忘れに気づいたときは、忘れた分は吸入しないでください。過量の吸入に気づいたら、不整脈（場合によっては心停止することもあります）、頭痛、不安、振戦、血圧低下などの副作用が出ていないかを観察してください。

● 内服薬を飲み忘れたら気づいた時点で内服し、次回までの間隔を十分にあけてください。次回内服時までの間隔が短ければ1回分飛ばしてください。2回分まとめて飲んでしまったら次回1回分は内服せず、副作用が出ていないか観察してください。

報告すべき副作用

● 注意すべき副作用は、嗄声（させい）、口渇、口腔内乾燥、動悸（どうき）、排尿困難、口腔内感染です。

● 発作が起きたら日付や時間などを記録し、発作回数の変化を観察してください。

> **用語** **嗄声**
> 声がれ、声のかすれ

Column　吸入剤の保管方法と管理

吸入カプセルは、「25℃を超えるところに保管しない」「冷凍しない」「吸入直前までアルミシートから取り出さない」よう扱います。

吸入剤の保管は、浴室などの湿気の高い場所は避けます。使用後の吸入口は洗わず、清潔なティッシュペーパーなどで唾液をふきとります（洗う必要はありません）。

残数がわかりにくい吸入剤の場合は、使用日を記入するなどして残数を把握します。長期間使用しなかった吸入剤は、吸入しはじめの作業が必要になります。説明書を確認してください。

4

高齢者がなりやすい病気と薬の知識

せき・たん・かぜ

すぐわかる病気と薬

病気のまとめ
- かぜの原因のほとんどはウイルス感染です。

薬のまとめ
- 治療にはウイルスに効果のない抗生物質は必要ありません。むしろ薬剤耐性菌を生む温床になります。
- 治療の第一は安静、水分と栄養の摂取です。
- せきがひどく夜も眠れないようなときは、鎮咳薬や去痰薬を用います。

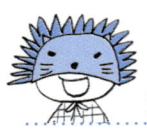 **知っておきたい病気の知識**

どんな病気？

せきやたんはからだの防御反応

- せきはのどに入り込んだウイルスや細菌などの異物をからだの外に排除するための生体防御反応です。たんを出すことも重要な役割のひとつです。
- のどに入り込んだ異物を、のどの粘膜で分泌される粘液でからめとったものが、たんです。のどの炎症や汚れが強くなるにつれてたんの量は増え、粘り気も強くなります。

かぜはせき・たんが出る代表的な病気のひとつ

● 人が呼吸するときの空気の通り道（気道）に急性の炎症を起こす病気の総称をかぜ症候群といいます。いわゆるかぜはそのひとつです。

● かぜの主な自覚症状には鼻水、鼻づまり、咽頭痛、発熱などがあります。気管支や肺にまで炎症が及ぶとせきやたんが出るようになります。

かぜの原因のほとんどはウイルス感染

● かぜの原因の多く（80〜90％）はウイルス感染です。ただし、一部に溶連菌、肺炎マイコプラズマ、肺炎クラミドフィラなどの感染が原因のこともあります。

● 原因となるウイルスには、季節に関係なく感染するライノウイルス、コロナウイルス、季節に関係するものにはアデノウイルス（春・秋）、エンテロウイルス（夏）、RSウイルス（冬）などがあります。

治療法は？

安静、水分・栄養摂取で自然治癒力を高める

● かぜは通常、安静や水分、栄養をしっかりとることでそれほど長引かず治ります。しかし、症状が悪化するとほかの病気を併発することもあるので、その場合は早めに受診することが大切です。

● いわゆるかぜ薬はウイルスなどを撃退するわけではなく、つらい症状をやわらげる薬です。症状をよく把握して、それらに効果のある成分を含む薬を選ぶことが大切です。

● せきがひどく夜も眠れないようなときは、体力が消耗し自然治癒力が低下するおそれがあります。その場合は、

4

高齢者がなりやすい病気と薬の知識

111

せきを止める鎮咳薬やたんを取り除く去痰薬の使用を考えましょう。しかし、せきはウイルスなどの異物を出す生体の防御反応であるため、安易な薬の使用は控えてください。

ウイルス感染が原因のかぜには抗生物質は不要

● ウイルス感染が原因のかぜであれば、ウイルスに効果のない抗生物質は不要です。しかし、のどの奥（扁桃）に細菌感染を疑わせる分泌物が認められるような場合には、抗生物質投与が必要になることもあります。

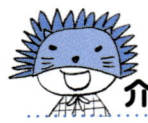 **介護でであう薬の知識**

主な治療薬

治療薬の薬効分類

分類		特徴
鎮咳薬	コデイン類含有製剤	コデインによるせき中枢への作用などにより、せきを抑えます
	非麻薬性	せき中枢の抑制作用や気道を広げる作用などにより、せきをやわらげます
去痰薬		気道の粘液分泌をうながし、粘性を下げ、線毛運動を亢進することにより、せきを体外に排出しやすくします
鎮咳去痰薬		鎮咳作用とたんを溶解したんを排出しやすくする去痰作用をあわせもち、肺炎の呼吸器症状をやわらげます

解熱鎮痛薬	アセトアミノフェン製剤	脳の体温調節中枢や中枢神経などに作用して熱を下げたり、痛みを抑えたりします。しかし抗炎症作用はほとんどありません
	非ステロイド性抗炎症薬（NSAIDs）	体内で炎症などを引き起こすプロスタグランジンの生成を抑え、炎症や痛みなどを抑え、熱を下げます
抗プラスミン剤	トラネキサム酸	血管透過性の亢進、アレルギーや炎症性病変の原因になっているキニンがプラスミンにより産生されるのを抑制し、咽頭の痛み、充血、腫脹をやわらげます
抗生物質（細菌感染症が疑われた場合のみ）	ペニシリン系薬	溶連菌感染症に処方されます
	グリコペプチド系薬	主に MRSA（メチシリン耐性黄色ブドウ球菌）感染症に使われます
	アミノグリコシド系薬	非結核性抗酸菌感染症や緑膿菌による呼吸器感染症に使われます
	マクロライド系薬	マイコプラズマ肺炎、クラミドフィラ（クラミジア）肺炎などに使用されます
	テトラサイクリン系薬	クラミドフィラ（クラミジア）肺炎、レジオネラ肺炎などに使用されます
	ニューキノロン系薬	頻用されがちですが、ほとんどの場合ニューキノロン系以外の抗生物質で治療が可能です
	ST 合剤	ニューモシスチス・カリニ肺炎の治療や予防に用いる場合があります

4

高齢者がなりやすい病気と薬の知識

麻薬性鎮咳薬（コデイン類含有薬）のここに注意！

● モルヒネ（麻薬）と化学構造がよく似ています。せき中枢に対する抑制効果が強いため主に鎮咳目的で使用されます。

● 連続服用で薬物依存を生じることがあるので、十分な観察が大切です。呼吸機能が著しく弱っている人や気管支喘息(ぜんそく)の人には投与しないこととされています。

- 三環系抗うつ薬（うつ病治療薬）やβ遮断薬（心臓のはたらきを抑える）などといっしょに服用するとリン酸コデインの効果が強くなることがあり、呼吸抑制などが起こることがあります。

非麻薬性鎮咳薬、去痰薬のここに注意！
- 非麻薬性鎮咳薬は麻薬性に比べて治療効果は弱くなりますが、副作用は起きにくいため安全性が高い薬といえます。去痰薬も非麻薬性鎮咳薬と同じように、副作用は比較的起きにくいとされています。
- 飲み合わせで注意が必要な薬がいくつかあります。たとえば、デキストロメトルファンはパーキンソン病の治療薬であるMAO-B阻害薬といっしょに服用することは禁止（併用禁忌薬）されています。複数の医療機関から薬をもらっている場合、医師にそれを必ず伝えてください。

抗生物質のここに注意！
- 高齢者は薬をからだの外に排出する腎臓のはたらきが低下していることが多く、一部の抗生物質はその程度に合わせて投与量の調整が必要です。たとえば、アモキシシリン、レボフロキサシンなどです。
- 抗生物質の投与に伴い、ビタミンK欠乏による出血傾向が現れることがあります。とくに血液をサラサラにするワルファリンカリウムを服用している人では、皮膚にあざができていないか、いつもより歯ぐきからの出血がひどくないかなどの観察が必要です。

薬の服用と副作用

服薬とケアのポイント

● たとえば抗生物質のジスロマックは３日間の服用で効き目が７日間持続する特徴があります。飲み忘れた場合、１日以内に気づいたのであれば、その時点で１回分を飲みましょう。このように薬は特徴によって飲む時間、回数、日数などが異なるため、飲み忘れたときは医師や薬剤師に相談してください。

● 医師に処方された薬はきちんと飲み切りましょう。とくに抗生物質は服用を中止すると一部の細菌が生き残ってしまい、抗生物質に強い抵抗力もつ薬剤耐性菌になることがあります。

報告すべき副作用

● 麻薬性鎮咳薬のリン酸コデインは吐き気や嘔吐、便秘などの副作用症状が現れることがあります。眠気やめまいが起こることもあります。

● 抗生物質の重大な副作用には、たとえばアモキシシリンでは呼吸困難や蕁麻疹などの症状が現れるアナフィラキシー、項部硬直や発熱などの症状が現れる無菌性髄膜炎などがあります。キノロン系薬ではけいれん、血糖値の低下、からだの筋肉が溶け出す横紋筋融解症などに注意が必要です。

● マクロライド系薬は下痢が起きやすいので脱水症状に注意しましょう。下痢以外にも体調がいつもと違うと感じたら医師や薬剤師に早めに報告してください。

用語 **項部硬直** 首の後ろあたりが硬くなること

心不全

すぐわかる病気と薬

病気のまとめ

● 心筋梗塞や不整脈に伴う急性心不全は救急受診が必要ですが、介護現場で多くみられるのは、症状がゆるやかに進む慢性心不全です。

薬のまとめ

● 心不全治療薬の服薬量を守り、継続することがポイントです。

● 気をつけたい副作用は血圧低下と不整脈です。

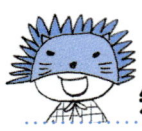

知っておきたい病気の知識

どんな病気？

心臓が弱って十分な血液を送り出せない状態

● 心臓のポンプ機能が弱り、臓器やからだの組織が必要としている血液を十分に送り出せなくなった状態が心不全です。

● 全身に十分な血液が送れないので、だるさや疲労感が起こります。肺に水がたまって、息切れや呼吸困難も起こります。全身から戻ってくる血液をうまく取り入れられないので、静脈にうっ血が起こり、むくみなども起こります。

急性心不全と慢性心不全

● 心不全には急性心不全と慢性心不全の2種類があります。急性心不全は心臓の病気やけがなどが原因で、睡眠中に急に呼吸困難を起こすような状態。慢性心不全は慢性的に心臓のポンプ機能が低下している状態です。

● 軽い慢性心不全の場合、心臓は心拍数を増やすなどして血の流れを保とうとします。しかし、症状が進んでカバーできなくなると、急に病状が悪くなる慢性心不全の急性増悪となって、冷や汗や呼吸苦が現れます。

● 心臓に負担をかけるのは、主に塩分や水分のとりすぎ、感染症、過労や精神的ストレスです。

● 介護現場で私たちが接するのは主に慢性心不全の患者さんです。

治療法は？

ポンプ機能の改善と急性増悪の予防

● 急性心不全の治療の目的は、血行のすみやかな改善と安定です。入院して安静にし、酸素投与や呼吸管理が基本的に必要になります。

● 慢性心不全では、ポンプ機能の改善で症状を軽くするだけでなく、慢性心不全の急性増悪を起こさないことが治療の主な目的です。そのために、薬を飲み忘れないよう気をつけたり、急性増悪のサインである体重増加やむくみのチェックが大切です。

治療薬は強心薬と心臓の負担を減らす薬

● 慢性心不全の治療薬には大きく分けて、心機能を直接向

4

高齢者がなりやすい病気と薬の知識

上させる強心薬と、血管拡張薬や利尿薬などで心臓の負担を減らす強心薬以外の薬があります。

- ポンプが処理する血液量が増えると心臓に負担がかかります。つまり体液（水分）の増加は急性増悪につながるのです。
- 塩分のとりすぎはむくみ（体液貯留）につながるため、食事での塩分摂取を制限します。

介護でであう薬の知識

主な治療薬

治療薬の薬効分類

分類			特徴
強心薬		ジギタリス製剤	うっ血性心不全に使用します。脈拍数を抑える効果があるため、頻脈性の不整脈にも用います
	心機能改善薬	カテコラミン	慢性心不全の治療薬として、利尿薬等を投与しても十分な心機能改善が得られない場合に用いることがあります
		カテコラミン系	
		ホスホジエステラーゼ（PDE）Ⅲ阻害薬	
強心薬以外		ACE 阻害薬	血管を拡張し、心臓の負担を減らします。血管拡張により血圧が下がりますので、一般に降圧薬として分類されています
		アンジオテンシンⅡ受容体拮抗薬（ARB）	
		β遮断薬	心臓のはたらきを抑えるため一般的に禁忌ですが、心臓のオーバーワークを抑えることで心機能の改善を認めることがあります。とくに慎重に使用すべき薬剤で、自己中断や勝手な増量は厳禁です

強心薬以外	利尿薬	抗アルドステロン薬	尿の量を増やして体液貯留を予防します。循環体液量を減らし、心臓への負担を軽減します
		ループ利尿薬	
		サイアザイド利尿薬	

強心薬のここに注意！

● ジギタリス製剤は、WPW症候群の不整脈を悪化させることがあります。WPW症候群と診断されたことがある人は医師に必ず伝えてください。

● 飲み合わせで注意が必要な薬がたくさんあります。複数の医療機関から薬をもらっている場合、医師にそれを必ず伝えてください。薬局で販売されているOTC鎮痛薬を多量に服用する場合や、ビタミンDやセント・ジョーンズ・ワートなどのサプリメントを利用する場合も医師に相談してください。

● 過量の投与でジギタリス中毒を起こすことがあります。低カリウム血症の人はとくに中毒を起こしやすいため注意が必要です。症状の多くは食欲不振やめまいですが、それらに先立って不整脈（徐脈性ときに頻脈性）が現れることもあります。致死性不整脈になることもあるので、不整脈に気づいたらただちに医師に連絡してください。

● 心機能改善薬、心不全治療薬、代謝性強心薬、肝・循環機能改善薬、慢性心不全治療薬の副作用には一般に、不整脈とそれに伴う諸症状があります。

> 用語　**徐脈　頻脈**：徐脈は脈が遅くなること、頻脈は脈が速くなること
>
> **致死性不整脈**：心臓が止まり、死亡する危険がある不整脈

強心薬以外のここに注意！

- ACE阻害薬は、高血圧／腎実質性高血圧、糖尿病性腎症に、降圧薬として用いられます。血管拡張と心筋保護（心臓の肥大を防ぐ）による予後改善例がわかっています。
- いっしょに服用してはいけない薬（併用禁忌薬）があります。しかし、併用注意薬は医師が承知のうえで処方している場合があります。
- 副作用はむくみ（血管拡張に伴う浮腫）に注意します。服用開始後にむくみが悪化したときは医師に報告してください。

用語	浮腫 むくみ

薬の服用と副作用

服薬とケアのポイント

● 自己判断による内服量や用法の変更は厳禁です。

● 心不全治療薬の投与量は細かく調整されています。服薬量を守り、継続することが必要です。

● 1回飲み忘れて、どうかなってしまうことはありません。しかし、飲み忘れた分を後でまとめて服用するなど1回服薬量を増やしてはいけません。

報告すべき副作用

● 血圧の変化と不整脈に気をつけましょう。血圧は毎日測りましょう。

● いままでなかった不整脈が現れた場合、致死性不整脈へ移行することがあります。不整脈に気づいたらほかに症状がなくても早めに医師に報告してください。

4

高齢者がなりやすい病気と薬の知識

Column　心不全でチェックすること

心不全では、浮腫（両側）の有無、体重の増加、増悪因子の有無、バイタルサインをチェックします。心不全の呼吸苦は横になるより座っているほうが楽になります（起座呼吸）。
浮腫を定期的にチェックしましょう。心不全では両側のむくみで、圧迫してあとが戻るのに時間がかかります。低アルブミン血症ではへこみが40秒以内に戻るのに対し、心不全では40秒以上かかります。

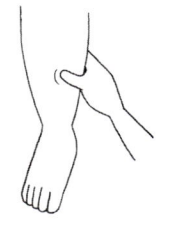

狭心症

すぐわかる病気と薬

病気のまとめ

- 心臓の筋肉を養う血管（冠動脈）が狭くなって血流が悪くなると、心臓の筋肉が虚血状態になり胸痛や圧迫感が現れます。
- 狭心症の診断には発作時の記録や心電図が必要です。患者さんの観察が大切です。

薬のまとめ

- 狭心症を予防する薬と発作が起きたときに使う頓服薬があります。
- 気をつけたい副作用は血圧の下がりすぎとむくみです。

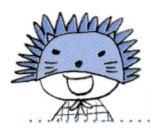

知っておきたい病気の知識

どんな病気？

心臓が虚血状態になって現れる胸痛や圧迫感

- 心臓の筋肉は、心臓の周りにある冠動脈から栄養や酸素を得ています。この冠動脈の動脈硬化が進むと血管が少しずつ狭くなっていきます。血流が不十分になるほど狭くなると心臓は虚血状態となり、胸痛や圧迫感を感じるようになります。これが狭心症です。

狭心症は心筋梗塞の前兆症状

● 胸痛や圧迫感といった症状が発作的に起きては自然に消える間は狭心症ですが、さらに血流が不十分になり、栄養や酸素の供給が途絶える時間が長くなると、心筋細胞が死んでしまいます。こうなると急性心筋梗塞であり、症状は強く長く続きます。

労作性狭心症と安静時狭心症（異型狭心症）

● 狭心症には大きく分けて労作性狭心症と安静時狭心症もしくは異型狭心症の2種類があります。

● 労作性狭心症は、動脈硬化で冠動脈の内腔が狭くなることが原因です。運動などで心臓に負担がかかると症状が現れます。

● 安静時狭心症もしくは異型狭心症は、冠動脈が一時的に収縮（攣縮）することが原因です。睡眠時など安静時に症状が現れます。

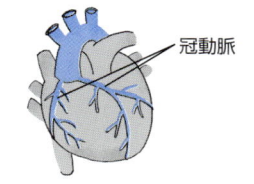

冠動脈

> **用語** **虚血**：組織や臓器に十分な血液が流れなくなること
>
> **労作性**：からだを動かしているとき
>
> **攣縮**：けいれん性の収縮

治療法は？

心臓の負担を軽くし心筋梗塞を予防

● 狭心症の治療薬には血管拡張薬とβ遮断薬があります。心筋梗塞予防に抗血小板薬も処方されます。

● 血管拡張薬には硝酸薬とカルシウム拮抗薬があります。冠動脈を広げて血流を改善し、全身の血管を広げるこ

とで心臓の負担を軽くします。
- β遮断薬は交感神経の活動を抑え、血圧と脈拍数を下げて、心臓の負担を軽くします。
- 抗血小板薬は血栓ができないようにして心筋梗塞を予防します。
- 狭心症の発作時には、硝酸薬（ニトログリセリン）の舌下錠を用います。

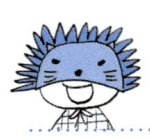

介護でであう薬の知識

主な治療薬

治療薬の薬効分類

分類		特徴
血管拡張薬	硝酸薬	舌下錠とスプレー剤があります。いずれも発作時に舌下の粘膜から吸収させることで即効性を発揮します
	カルシウム拮抗薬	血管を拡張させる効果がある一方、浮腫を生じる場合があります。末梢血管が拡張することで血圧が低下するため、降圧薬としても利用されます
β遮断薬		安静時の心拍数と血圧を低下させます。運動中には心拍数と血圧の上昇を抑えるため、心筋細胞の酸素必要量を低下させます。心臓発作や突然死のリスクを低下させる効果もあり、長期的な経過を改善します
抗血小板薬		血小板の凝集と血栓の形成を予防します。心臓発作のリスクも低下させます

血管拡張薬のここに注意！

- 血管拡張薬は血圧を下げすぎたり、浮腫（ふしゅ）を生じることがあります。日々のバイタルサインの測定が重要です。

薬の服用と副作用

服薬のポイント

● 狭心症を予防する内服薬と、狭心症発作の際に頓用する薬があります。

● 発作の際に使用する舌下錠やスプレーは舌の下に含み口の粘膜から吸収させます。飲み込まずに口のなかで溶かすことが重要です。

> | 用語 | **頓用**：症状が出たときだけ用いること

ケアのポイント

● 胸痛だけが狭心症の症状とはかぎりません。背中や肩が痛んだり、あごや歯が痛むこともあります。これを放散痛といいます。一方、ほかの原因で胸が痛むこともあります。狭心症の診断には「発作の頻度」「痛みの継続時間」「何をしているときに痛くなるか」「どうすると楽になるか」などが有用な情報になります。症状を記録にとることが重要です。

● 診断には発作が起きているときの心電図が必要です。わざと心臓に負荷をかけてとる負荷心電図や、24時間連続して心電図をとり続けるホルター心電図が診断に有用ですが、発作が起きたときに心電図をとれるような手配が重要です。

報告すべき副作用

● カルシウム拮抗薬により、血圧が下がりすぎてふらつきを感じたり、下肢の浮腫がみられる場合があります。浮腫や体重増加、立ちくらみのようなふらつきがみられるときは医師に報告してください。

4.9

不整脈

すぐわかる病気と薬

病気のまとめ
- 突然起きるものと、慢性的に持続するものがあります。なかには死亡する危険のある不整脈もあります。
- 発作が起きているときの心電図が診断に必要です。

薬のまとめ
- 心不全治療薬の投与量は細かく調整されています。服薬量を守り、継続することが大切です。
- 抗不整脈薬の重大な副作用は心不全と重い不整脈です。

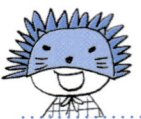

知っておきたい病気の知識

どんな病気？

心拍のリズムをつくり伝えるメカニズムの異常

- 心臓の電気的興奮が正常と異なる部位から発生したり、正常な興奮の伝達がさまたげられたために、心臓の拍動に異常をきたす病気です。
- 心臓の拍動が早くなる頻脈性（ひんみゃくせい）と、遅くなる徐脈性（じょみゃくせい）があります。
- 拍動に異常があると、動悸（どうき）や胸痛などさまざまな症状が現れます。いつも異常な心拍である慢性的な不整脈と、発作的に生じる不整脈があります。

● 発作性の不整脈の診断には、発作が起きたときに心電図検査をする必要があります。不整脈を疑う症状の発作が頻繁に起きるときはホルター心電図で24時間継続した検査を行うことがあります。

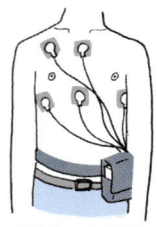

ホルター心電図

治療法は？

いろいろある原因を見きわめながら治療開始

● 不整脈の原因にはさまざまなものがあるため、基礎疾患や不整脈のメカニズムを検証したうえで治療を行います。

● 心房細動では左心房に血栓が生じやすく、これがはがれると動脈を流れ脳梗塞などを引き起こすことがあるため、ワーファリンなどの血液を固まりにくくする抗凝血・抗血小板療法が行われます。

カテーテルアブレーション治療やペースメーカー治療

● 不整脈の種類によっては、足の付け根などから血管内にカテーテルを入れ、心臓内部の異常な伝導を起こしている部分を高周波電流で焼き切る治療や、ペースメーカーを埋め込む治療を行うこともあります。

| 用語 | **基礎疾患**
持病 |

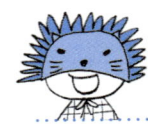

主な治療薬

治療薬の薬効分類

分類			特徴
抗不整脈薬	Ⅰ群	ナトリウムチャネル遮断薬	心室期外収縮、心室頻拍、心室細動の治療に使用されます。心房細動や心房粗動を正常なリズムに戻す作用もあります
	Ⅱ群	β遮断薬	心室期外収縮、心室頻拍、心室細動、発作性上室頻拍などの治療に使用されます。心房細動や心房粗動がある人で心室の拍動数を低下させる目的でも使用されます
	Ⅲ群	カリウムチャネル遮断薬	心室期外収縮、心室頻拍、心室細動、心房細動、心房粗動の治療に使用されます
	Ⅳ群	カルシウム拮抗薬	心房細動や心房粗動がある人で心室の拍動数を低下させる目的でも使用されます。発作性上室頻拍を治療するためにも使用されます。
抗凝血薬・抗血小板薬			血液が固まるのを予防します

抗不整脈薬のここに注意！

● 抗不整脈薬には表のような種類があります。患者さんの年齢や症状、心機能などを考慮して本人に最適な治療法が選択されます。

● 症状は慢性的なものから、発作性のものまであります。医師に症状をよく説明してください。日ごろから症状を記録しておくとよいでしょう。

薬の服用と副作用

服薬のポイント

- 自己判断で薬の中断や変更、内服量や用法を変更してはいけません。
- 心不全治療薬の投与量は細かく調整されています。服薬量を守り、継続することが必要です。

ケアのポイント

- 動悸や胸痛の原因が不整脈のことがあります。
- 徐脈が原因で意識障害が起きる可能性があります。
- ふだんから手首の脈を触れて、脈のようすを確認しておきましょう。平常時の脈を知っていると、脈に異常があれば医師にすぐ連絡できます。

報告すべき副作用

- 重い不整脈や心不全を起こすことがあります。かえって不整脈の頻度が増えたり、胸苦しさなどの胸部症状が出現した場合は医師に報告してください。
- 心不全が重篤になる前に、足のむくみや体重増加が現れます。毎日の体重測定には意味があります。

4.10 循環器の病気 高血圧

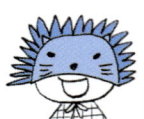

知っておきたい病気の知識

どんな病気？

血圧を正常にコントロールする機能の異常

- 血圧はつねに変動しますが、血管が収縮しすぎたり体液量をうまく調節できなくなった結果、持続して血圧が高くなった状態が高血圧です。
- 頭痛や肩こり、だるさを感じることがありますが、自覚症状がないこともあります。
- 血圧が高い状態が続くと血管や血液が流れる臓器に負担がかかり、脳卒中（脳出血、脳梗塞）や心筋梗塞、狭心症、心不全などの重い病気を引き起こします。

本態性高血圧と二次性高血圧

- 高血圧の9割以上は本態性高血圧といい、なぜ発症するのかははっきりわかりません。遺伝と環境が原因に関係していると考えられています。
- 二次性高血圧とは、病気などの原因がありその結果として起こる高血圧です。

> **用語** **本態性**
> 病気や症状は存在するが、その原因は明らかでないもの

4

治療法は？

治療の目的は脳や心臓の重い病気の予防

- 高血圧の治療は、単純に血圧を下げることではなく、血圧を正常な状態に保って脳梗塞や脳出血、心筋梗塞のような命にかかわる病気を予防することです。
- 生活習慣の改善が第一です。塩分を制限し、野菜や果物を積極的にとる、禁煙、アルコールも適量に控えることがすすめられます。

治療薬は血管を広げる薬と体液量を調節する薬

- 高血圧の治療薬にはいくつかの作用メカニズムがあり、数種類の薬が併用されることも少なくありません。

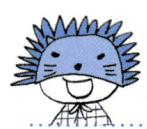

介護でであう薬の知識

主な治療薬

治療薬の薬効分類

分類		特徴
利尿薬	ループ利尿薬	尿量を増やして体内をめぐる体液量を減らすことで、血圧を下げます
	サイアザイド利尿薬	
	抗アルドステロン薬	
交感神経作用薬	α遮断薬	交感神経がはたらく血管のα受容体を遮断することで、血管を広げて血圧を下げます
	β遮断薬	交感神経がはたらく心臓のβ受容体を遮断することで、心臓から押し出す血液の量を減らして血圧を下げます。
カルシウム拮抗薬		血管に直接作用して拡張させることで血管にかかる抵抗を減らして、血圧を下げます
昇圧抑制薬	ACE阻害薬	血圧上昇のメカニズム（レニン・アンジオテンシン系と呼ばれます）を抑える作用により、血管を広げ体液量を減らした結果、血圧を下げます
	アンジオテンシンⅡ受容体拮抗薬（ARB）	
	レニン阻害薬	

カルシウム拮抗薬のここに注意！

● カルシウム拮抗薬には飲み合わせで注意が必要な薬がたくさんあります。飲食物、サプリメントにも注意が必要です。とくにグレープフルーツ（ジュース）、セント・ジョーンズ・ワートは摂取を控えてください。

● 解熱鎮痛薬をいっしょに飲むとリスクが高くなります。

ACE阻害薬のここに注意！

● ACE阻害薬の特徴的な副作用に乾いたせき（空咳^{からせき}）があります。せきがひどくて困るときは医師に相談してください。ただし、せきで誤嚥を予防する効果を期待して、高齢者にあえて使用することもあります。

薬の服用と副作用

服薬のポイント

● 何種類かの薬をあわせて飲むことも多いので、飲みまちがいを減らす工夫をしましょう。薬を飲む時間を整理したり、錠数が多い場合は配合錠（2種類の成分が1つの錠剤に入っている）に変更することも効果的です。医師や薬剤師に相談してください。

● 血圧に応じて薬の量を調節することはありますが、自己判断で変えてはいけません。血圧だけでなく心不全などの合併症に対する効果も期待して処方されていることがあるからです。

ケアのポイント

● 高齢者の血圧は体調や脱水、季節などの小さな変化にも影響を受けやすくなっています。そのため高血圧の治療中は血圧の下がりすぎにつねに注意が必要です。ふだんから収縮期血圧が110mmHgをきる場合には医師や薬剤師に相談してください。日々の血圧測定が大切です。

● 体調が悪く食事や水分補給がちゃんとできていないときは、血圧が低下したり脱水になりがちです。血圧測定の回数を増やし、脱水のチェックもこまめにしてください。

● 脱水観察のポイント

わきの下	わきの下は通常湿っているが、脱水があると湿り気がなくなる
尿の色・量	色が濃くなっていないか、量が減っていないか

報告すべき副作用

- めまいやふらつきは、降圧薬の効果が強く出すぎている前兆のことがあります。
- 利尿薬による脱水や電解質の異常は、意識障害を引き起こすことがあります（低ナトリウム血症や不整脈、脳梗塞など）。意識がもうろうとしているなど、ふだんとようすが違うときはすぐに受診してください。
- 血圧が下がりすぎて血液が臓器に正常に送られなくなると、腎臓の機能が低下することがあります。尿量が減ったり、むくみが急にひどくなっているときは医師にすぐに報告してください。

循環器の病気
末梢動脈疾患

すぐわかる病気と薬

病気のまとめ
- 動脈硬化が原因でできた血のかたまりが手足の動脈をふさいでしまう病気です。
- 血が行かなくなった手足には、しびれや冷感、痛み、病気が進むと皮膚潰瘍や壊疽が起きます。

薬のまとめ
- 血栓を予防する薬、血管を拡張させる薬、動脈硬化を予防する薬を用います。

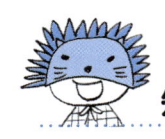

知っておきたい病気の知識

どんな病気？

血のかたまりで手足の動脈がふさがった状態

- 動脈硬化に伴ってできた塞栓や血栓で、心臓から手足の末梢へ向かう動脈が閉塞して血流が途絶え、しびれ感、冷感、痛みが出現、進行すると皮膚潰瘍や壊疽を引き起こす病気です。

用語	**壊疽** 壊死した組織が感染などでさらに悪化した状態

- 閉塞性動脈硬化症やバージャー病などと呼ばれることがあります。

- 間欠性跛行（歩行を続けると下肢に疲労や痛みを感じるが、数分間の休憩で再び歩行可能になる）が特徴的な症状ですが、症状がないまま進行することもあります。

治療法は？

生活習慣の改善と持病や動脈硬化の治療

- 食事療法、運動、禁煙などの生活習慣の改善が基本で、肥満ならダイエットが望ましいです。しかし、要介護者が生活習慣を大きく変えるのはむずかしいことも多く、内服薬で進行を予防します。
- 内服薬では、血栓を予防する薬、血管を拡張させる薬、動脈硬化を予防する薬を用います。
- 糖尿病や高血圧、狭心症、脳梗塞など、動脈硬化に関連する病気を併発している場合が多く、これらの基礎疾患の治療や動脈硬化の進行を予防する治療も重要です。
- 病状が進んだときは注射製剤の使用や、カテーテルや外科的処置による血行再建術が必要になります。

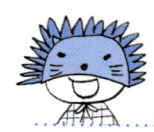

介護でであう薬の知識

主な治療薬

治療薬の薬効分類

分類		特徴
抗血小板薬	PDE 阻害薬	血小板凝集にかかわるホスホジエステラーゼ（PDE）やトロンボキサン A_2（TXA_2）という酵素を阻害して血小板凝集を抑え、血栓の形成や血流悪化に伴う疼痛や冷感などの症状を緩和します
	EPA 製剤	血小板凝集阻害作用や血管の弾力性を保つ作用があるとされます。脂質合成を抑えたり中性脂肪の分解促進作用などにより、血液中の脂質を下げて動脈硬化の進行を予防します
	COX 阻害薬	TXA_2 を生成する COX という酵素を阻害して血小板凝集を抑え、血栓の形成や血流悪化に伴う疼痛や冷感などの症状を緩和します
	ADP 阻害薬	血小板凝集にかかわる ADP の活性化を抑えて血小板凝集を抑え、血栓の形成や血流悪化を予防するため、使用されることがあります
	5-HT_2 拮抗薬	血小板凝集や血管収縮にかかわる 5-HT_2 受容体を阻害して血小板凝集や血管収縮を抑え、血栓の形成や血流悪化を予防するため、使用されることがあります
	プロスタグランジン I_2 製剤	血小板凝集を抑え、血管を拡張するプロスタグランジン（PGI_2、PGE_1）の作用をもつ製剤です。血栓の形成や血流悪化に伴う疼痛や冷感などの症状を緩和します
	プロスタグランジン E_1 製剤	
高脂血症治療薬	スタチン系薬	肝臓でのコレステロール合成を抑え、血液中の悪玉コレステロール（LDL）を低下させ、動脈硬化を予防します
	フィブラート系薬	コレステロール合成阻害作用や中性脂肪（トリグリセリド）分解促進作用などで、悪玉コレステロール（LDL）や中性脂肪を低下、善玉コレステロール（HDL）を増加させ、動脈硬化を予防します

4

高齢者がなりやすい病気と薬の知識

高脂血症治療薬	小腸コレステロールトランスポーター阻害薬	小腸でのコレステロールの吸収を抑え、血液中のコレステロールを低下させ、動脈硬化を予防します
	プロブコール製剤	コレステロールの胆汁中への排泄をうながして血液中のコレステロールを低下させ、動脈硬化を予防します

抗血小板薬のここに注意！

- 第一選択で使用されるシロスタゾールは心拍数増加作用があるため、狭心症などの心疾患をもつ患者では避けられがちです。うっ血性心不全の患者には禁忌です。
- 血中濃度が変化する薬があるので、グレープフルーツ（ジュース）の飲食は避けたほうがよいでしょう。
- プロスタグランジンE_1（PGE_1）製剤は血管拡張による末梢循環障害改善作用のほか、血小板凝集抑制効果もあわせもちます。
- 内服薬のほかPGE_1軟膏も存在し、血流増加による皮膚潰瘍の治癒促進を目的に用いられます。

薬の服用と副作用

服薬のポイント

- 服薬でしびれや痛み、間欠性跛行などの症状が劇的に改善するとはかぎりません。血流障害の進行を予防し皮膚潰瘍や壊疽を避けるため、服薬量を守って継続してください。

ケアのポイント

- 歩けなくなるなどの日常生活動作の低下は、下肢の閉塞

性動脈硬化症の悪化が原因かもしれません。しびれが左右どちらかの片側で、歩行で増悪（ぞうあく）し、休憩で改善する場合（間欠性跛行）、その可能性が高いです。

● 閉塞性動脈硬化症と診断されている場合、手足の動脈だけでなく全身の血流障害のリスクが高くなります。心筋梗塞や脳梗塞を併発しやすいので注意してください。

報告すべき副作用

● シロスタゾールが処方されていると脈拍数が増加し、狭心症を発症することがあります。胸痛や動悸（どうき）が現れた場合は脈拍数や血圧を測定してください。

● 抗血小板薬により出血しやすくなるおそれがあります。鼻血などの止血が困難な場合、止血が可能でも頻繁に出血したり、皮下出血がみられる場合は要注意です。

● 抜歯したり、小手術など観血的（かんけつてき）な治療を受ける前には、一定期間の休薬が必要です。

● スタチン系薬により、こむら返りなどの筋けいれんが現れることがあります。高齢者では横紋筋融解症（おうもんきんゆうかいしょう）という重い副作用がまれに起こります。筋肉痛や脱力感、赤褐色の尿がみられないか観察してください。

用語	観血的 出血を伴うこと

高齢者がなりやすい病気と薬の知識

4

すぐわかる病気と薬

病気のまとめ
- 3日に1回以下の便通が便秘の目安です。
- 高齢者やたくさんの薬を服用している患者さんは便秘になりがちです。

薬のまとめ
- 定期的な運動や水分摂取が治療の基本です。

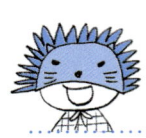

知っておきたい病気の知識

どんな病気？

便秘の目安は3日に1回以下の便通

- 便秘に医学的な定義はありませんが、3日に1回以下の便通がひとつの目安とされています。
- 便秘が原因で入院・治療することはあまりありませんが、生活の質（QOL）を下げるため、早めの対応が大切です。
- 便秘の原因は、高齢や食事量の低下、運動不足、多くの薬を内服していることなどです。

> **用語** **QOL**
> quality of life の略

機能性便秘、薬剤性便秘、器質性便秘

● 便秘の種類

機能性便秘	腸の運動低下などが原因です。食物繊維の少ない偏った食事による食事性便秘、下剤や浣腸の乱用などで起こる習慣性便秘、腹筋力が衰えて十分な腹圧が得られず起こる弛緩性便秘などがあります
薬剤性便秘	薬の副作用によって引き起こされます
器質性便秘	主に腸内の腫瘍や炎症によって通過が障害されて起きます

● 介護現場では機能性便秘と薬剤性便秘がよくみられます。

治療法は？

生活習慣や食生活の改善が便秘治療の基本

● 定期的な運動や適切な水分摂取が治療の基本です。
● 薬剤性便秘では、原因になっている薬の中止やほかの薬への変更を検討します。
● 生活習慣や食生活を見直しても排便習慣が改善しないときは下剤を用いて治療します。

4

高齢者がなりやすい病気と薬の知識

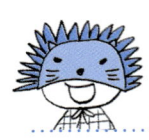

介護でであう薬の知識

主な治療薬

治療薬の薬効分類

分類		特徴
刺激性下剤	大腸刺激性下剤	主に腸内細菌による分解物が蠕動運動を亢進させ排便をうながす製剤です。習慣性になりやすいのが欠点です
	小腸刺激性下剤	小腸および盲腸を収縮して排便をうながします。ヒマシ油が代表的です
	坐剤	炭酸水素ナトリウム・無水リン酸二水素ナトリウムは、発生する炭酸ガスにより腸運動を亢進させます。直腸性便秘に使用します
		ビサコジルは、結腸・直腸の粘膜に選択的に作用し蠕動運動を促進します。腸粘膜への直接作用で排便反射を刺激します

刺激性下剤	浸潤性下剤	便軟化剤であるジオクチルソジウムスルホサクシネート（DSS）と、緩徐な刺激性下剤のカサンスラノール（センノシドの1/10の効力）を配合し、軟便効果ならびに腸蠕動刺激作用をもつ製剤です
	膨張性下剤	腸管内で水分を吸収して膨張し、ゼラチン様のかたまりとなって腸管壁を物理的に刺激し、大腸の蠕動運動を促進して排便をうながします
浸透圧性下剤	塩類下剤	腸内で腸内容物に水分を吸収させ、膨大・軟化することにより蠕動運動を亢進させることで排便をうながします
	糖類下剤	大腸粘膜を刺激し排便をうながします。習慣性が少ないといわれます
腸管運動促進薬	副交感神経刺激薬	アセチルコリンは副交感神経を刺激して腸管運動を促進し排便をうながします。アセチルコリンの作用を増強したり、コリンエステラーゼによるアセチルコリンの分解を抑制することで副交感神経を刺激し効果を発揮します。弛緩性便秘症に使用します
	大建中湯	アセチルコリンを遊離し腸管平滑筋を収縮させます。腸管収縮作用をもつ消化管ホルモン（モチリン）の分泌も促進させます
オピオイド誘発性便秘症治療薬		オピオイド鎮痛薬の使用による便秘症状に特化した薬です
クロライドチャネルアクチベーター		小腸のクロライドチャネルを活性化することで腸管内への腸液の分泌を促進、便の水分含有量を増やして柔軟化し、腸管内輸送を高め、排便を促進させます

刺激性下剤のここに注意！

● センノシドを多用すると効果が弱くなっていくことが知られています。ほかの薬を使いながら、頓用（とんよう）で使用するのがよいと考えられます。効果が強いため即効性が期待される場合にも使われます。

浸透圧性下剤のここに注意！

● 酸化マグネシウムは多用しても効果が弱くなることはありませんが、高齢者や腎機能が著しく低下している患者では、排泄が遅くなり、中毒になることも報告されています。

その他の薬のここに注意！

● がん患者の痛みを抑える医療用麻薬には強度な便秘の副作用があります。2017年に発売されたナルデメジンは、麻薬により引き起こされる便秘に適応があり、とくに有効とされています。

● ルビプロストンは腸管内への水分分泌を促進し、便を柔らかくすることで排便をうながすため、比較的生理的な排泄に近いとされています。しかし、近年発売された薬剤のため、センノシドや酸化マグネシウムなどと比べると薬価は30倍ほど高くなっており、長期間内服する際には費用にも注意が必要です。

● 適応はありませんが、腸管運動を亢進させるクエン酸モサプリドや漢方なども便秘に対して効果が確認されています。

薬の服用と副作用

服薬とケアのポイント

● 肝硬変などの患者さんの場合を除き、排便状況から下剤の使用を検討しても多くの場合、問題ありません。

● 下痢になったり、排便回数を減らしたい場合は医師に相談してください。

● 下剤には食後に内服する薬と就寝前に内服する薬があります。たとえばセンノシドなど就寝前に内服する下剤は、内服後8時間程度経過してから効果を発揮します。

● 錠剤が飲みこめない患者さんには、液剤のピコスルファートナトリウムや口腔内で崩壊する酸化マグネシウムもあるので、薬剤師に相談してください。

報告すべき副作用

● よくみられる副作用は、下痢や腹痛、悪心などの消化器症状です。

● 腎機能が重度に低下した高齢者が酸化マグネシウムを内服すると中毒になることがあります。めまいや吐き気、倦怠感、傾眠などに注意してください。

● 日々の排便状況に注意し、排便の有無だけでなく、水様性であったか、固形であったかを確認することが重要です。

● 抗生物質の投与により下痢を起こすことがあります。もし抗生物質を内服していて、下剤を中止しても下痢が続く場合は医師に報告してください。

> 用語 **傾眠**
> うとうとと浅く眠っているような軽い意識障害

4

高齢者がなりやすい病気と薬の知識

すぐわかる病気と薬

病気のまとめ
● 飲酒やウイルス性肝炎など、長年の肝障害の進行で肝細胞が線維化、肝機能が低下する病気です。

薬のまとめ
● 肝硬変の根本的な治療法はありません。
● 肝障害の原因をとり除いて進行を抑え、症状を軽くする対症療法が中心です。

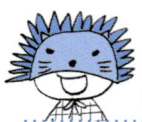

知っておきたい病気の知識

どんな病気？

肝障害で肝細胞が線維化、肝機能が低下した状態

● 慢性の肝障害の進行で、正常な肝細胞が機能を失った線維組織に置き換わり、肝臓が硬く変化し、肝機能が著しく低下した状態が肝硬変です。線維化した肝細胞はもとに戻りません。

● 肝硬変の一般的な原因は、慢性的なアルコール乱用、慢性ウイルス性肝炎です。最近では飲酒によらない脂肪肝として非アルコール性脂肪性肝疾患が注目されています。

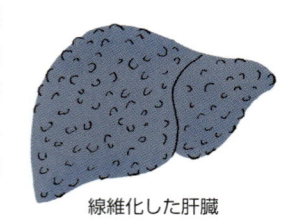

線維化した肝臓

重篤な合併症や肝臓がん発症のリスクあり

● 肝硬変になると、食欲不振、体重減少、全身倦怠感_{ぜんしんけんたいかん}など
の症状が現れます。進行すると、腹水_{ふくすい}がたまったり、消
化管からの出血、肝性脳症など、多くの重い合併症が起
こる可能性があります。

● 肝臓がんのリスクがあるため、超音波検査のほか、必要
に応じてMRIやCT検査を行い、定期的にがんの有無を
確認します。

> **用語**　**腹水**
> 胃や腸などを包む腹腔にたまる水

4

高齢者がなりやすい病気と薬の知識

治療法は？

原因を除いて進行を抑え、薬で症状を軽くする

● 肝硬変は進行性で、治ることはありません。アルコール
などの原因をとり除いて進行を抑えつつ、さまざまな症
状を軽くする対症療法しかありません。

● 肝硬変の患者さんは、肝臓でのアルブミン合成が低下し、
血中アルブミン濃度が下がります。これを改善するため
にアミノ酸製剤が使用されることがあります。

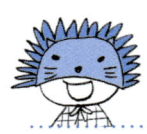
主な治療薬

治療薬の薬効分類

分類		特徴
肝不全治療薬	分岐鎖アミノ酸製剤	栄養状態の改善目的で用います
高アンモニア血症治療薬	経口用二糖類製剤	肝機能障害に伴う高アンモニア血症に対応するために用います
	生理的腸管機能改善・高アンモニア血症用薬	
	高アンモニア血症・腸管機能改善薬	
胆汁酸利胆薬	肝・胆・消化機能改善薬	炎症を最低限に抑える目的で胆汁分泌をうながす利胆薬を用います
グリチルリチン製剤	肝臓疾患用薬・アレルギー用薬	強めの炎症に抗炎症の目的で用います
利尿薬	抗アルドステロン性利尿薬	腹水を抑えるために利尿薬を使用します
	ループ利尿薬	
	バソプレシン V_2 受容体拮抗薬	

服用中の薬やサプリ、栄養補助食品はすべて報告

● 肝硬変が進行すると薬の代謝がうまくできなくなるため、医療機関で処方された薬はもちろん、市販薬やサプリメント、栄養補助食品も含め、使用している薬はすべて医師に報告してください。

● とくに肝臓で代謝される薬の場合は、不必要な血中濃度の上昇がみられ、副作用が出現する場合もあります。場合によっては、肝臓に負担をかけて肝硬変の進行をすすめる薬を使用している可能性もあります。

薬の服用と副作用

服薬のポイント

- 薬は肝硬変の進行をふせぐ目的で処方されています。正しく服用するとともに、飲酒、不必要な薬、毒物への曝露（ばくろ）を避けてください。

> **用語** 曝露：有毒物質などにさらされること

ケアのポイント

- 気がつかないうちに低栄養から腹水がたまり、高アンモニア血症となって意識障害を発症することがあります。
- 低栄養では浮腫（ふしゅ）が現れます。高アンモニア血症は便秘が誘因（ゆういん）となることがあるので、便通管理が必要です。

報告すべき副作用

- 肝硬変になると、肝臓で代謝される薬が血中から消失しにくくなり、さまざまな副作用が発生しやすい状態になります。
- 薬物や毒素を体内で処理できないために起こる症状は多岐にわたります。症状の変化を継続して見守る必要があります。

Column 浮腫のみかた

すね（前脛骨面）を圧迫して、すぐに戻る浮腫を非圧痕性浮腫といい、へこみが残る浮腫を圧痕性浮腫といいます。圧痕性浮腫でも心不全ではへこみが戻るのに40秒以上かかるのに対し、肝硬変が原因の低アルブミン血症ではへこみが40秒以内に戻ります。

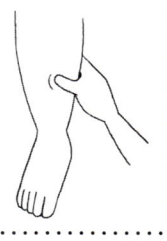

腎不全

すぐわかる病気と薬

病気のまとめ
- 腎臓の機能が低下する病気で、急性腎不全と慢性腎不全があります。
- 末期腎不全に進行すると人工透析や腎臓移植が必要です。

薬のまとめ
- 慢性腎不全の治療は、進行と合併症の予防が中心です。

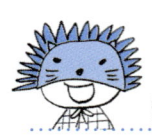

知っておきたい病気の知識

どんな病気？

急性腎不全と慢性腎不全
- なんらかの原因で腎臓の機能が低下し、血液中の老廃物などをろ過できなくなる病気です。
- 1日〜数週間のうちに腎臓の機能が急に低下するのが急性腎不全で、尿の出が悪くなったり、出なくなったりします。治療で回復可能です。
- 数か月〜数十年にわたる腎臓の機能低下から起こるのが慢性腎不全です。治療による回復は多くの場合、困難です。目のまわりや足のむくみ、高血圧、疲労、食欲不振、息切れ、貧血、皮膚のかゆみなどが主な症状です。

慢性腎不全が進むと末期腎不全に

● 慢性腎不全は慢性腎臓病の進行で起こります。多くの患者さんはさらに末期腎不全に進行し、人工透析や腎臓移植が必要になります。

> | 用語 | **人工透析**
血液から有毒物質を除去する治療方法 |

治療法は？

急性腎不全の治療

● 食事療法と薬物療法を行います。食事療法では、腎臓の負担を減らすために必要なエネルギーの確保と、塩分、たんぱく質の制限などを行います。薬物療法では、利尿薬を中心に血圧の薬などが患者さんの状態に応じて使われます。食事療法や薬物療法で改善しない場合は、人工透析を行うこともあります。

慢性腎不全の治療

● 食事療法と薬物療法を行います。治療の主な目的は人工透析に移行しないよう進行を遅らせること、合併症の予防です。食事療法は、必要なエネルギーの確保と、塩分、たんぱく質の制限、カリウム、リン、水分摂取も管理します。薬物療法は、降圧薬などで患者さんの状態を安定させ、末期腎不全にならないよう腎不全の進行を遅らせます。

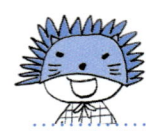

介護でであう薬の知識

主な治療薬

治療薬の薬効分類

分類			特徴
降圧薬	レニン・アンジオテンシン系降圧薬	ACE 阻害薬	慢性腎不全になると高血圧になることがあります。高血圧は腎不全進行の増悪因子にもなります。ACE 阻害薬やアンジオテンシン II 受容体拮抗薬は、血圧のコントロールだけでなく、腎機能保護作用も期待されます
		アンジオテンシン II 受容体拮抗薬（ARB）	
利尿薬	抗アルドステロン性利尿・降圧薬		浮腫のある場合や、血圧が高いにもかかわらず塩分制限ができない場合は利尿薬が必要になります
	ループ利尿薬	利尿降圧薬	
		持続型ループ利尿薬	
慢性腎不全用薬（球形吸着炭）			腎不全が進行して現れる症状を尿毒症といいますが、その治療に用いることがあります。特殊な活性炭を薬にしたものです。腸のなかで尿毒症毒素を吸着し、尿毒症症状を軽減します
活性型ビタミン D	活性型ビタミン D_3 製剤		腎不全になると活性型ビタミン D の産生が低下し、骨粗鬆症のリスクが高まります。骨折のリスクを下げるために活性型ビタミン D を補充します
	Ca・骨代謝改善 1 α -OH-D_3 製剤		
高リン血症治療薬			腎不全になるとリン代謝が落ちて高リン血症となります。高リン血症になると低カルシウム血症、副甲状腺ホルモンの過剰分泌（副甲状腺機能亢進症）を発症するため、これらの予防にリンを吸着して吸収を下げる目的で用います

| 高カリウム血症治療薬 | 高カリウム血症改善薬 | 腎不全では、腎臓からのカリウムの排泄が低下するため、高カリウム血症をきたします。高カリウム血症は不整脈を引き起こし、突然死の原因となるため、イオン交換樹脂でカリウムの吸収を下げる目的で用います |
| | 血清カリウム抑制薬 | |

球形吸着炭のここに注意！

● 球形吸着炭（クレメジン）は、毒素と同時にほかの薬も吸着させてしまうため、ほかの薬といっしょに服用することは避けなければなりません。

ビタミンD製剤のここに注意！

● ビタミンD製剤は効きすぎると高カルシウム血症になり、腎臓の機能低下を引き起こします。定期的な血液検査で確認する必要があります。

薬の服用と副作用

服薬のポイント

● 球形吸着炭は非常に飲みにくい薬です。黒い粉薬で服用後も口のなかに残存感が残ります。そのため、必要以上に水分をとってしまうこともあります。入れ歯のすき間に入り込み、違和感を訴える人もいます。オブラートを用いるなど工夫してください。カプセル剤もありますが、とても大きく高齢者には向きません。

● 球形吸着炭はほかの薬と飲むタイミングが異なります。保管時に区別できるよう工夫をしておいたほうがよいで

しょう。

- カリウムを下げる薬にはゼリー剤や液剤もあるので、服用しやすい剤形を選んでください。

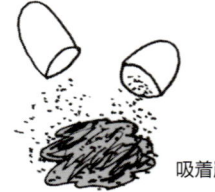

吸着炭

ケアのポイント

- 慢性腎不全では、カロリー摂取、塩分、たんぱく質、水分の制限がとくに厳密です。重症化予防のためにも定期的な診察、薬物治療、生活習慣の維持が大切です。本人だけで管理することはむずかしく、介護者のサポートが重要です。
- 高カルシウム血症は意識を失うなど重篤になる場合があります。治療中の腎不全の患者さんにはとくに気をつけてください。からだのだるさ、疲労感、力が入りにくいなどの訴えに注意してください。
- 慢性腎不全の患者さんの多くが程度の差はあれ貧血になります。生活習慣やバイタルサイン、尿量や浮腫(ふしゅ)は定期的にチェックしてください。高齢者はとくに注意が必要です。

報告すべき副作用

- 球形吸着炭や高カリウム血症治療薬の副作用に便秘があります。便秘になると球形吸着炭の効果が落ちてしまうことがあるので気をつけてください。

4·15 糖尿病

代謝・内分泌の病気

すぐわかる病気と薬

病気のまとめ
● 1型糖尿病と2型糖尿病の2種類の糖尿病があります。
● 血糖値のコントロールによる合併症予防が大切です。
薬のまとめ
● 高齢者では、高血糖よりも低血糖発作による意識障害に注意します。

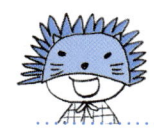

知っておきたい病気の知識

どんな病気？

インスリン不足で高血糖が続く病気

● インスリンが足りず血糖が高い状態が続く病気です。自覚症状がなく知らないうちに病気が進んでいることがあります。1型糖尿病と2型糖尿病の2種類があります。

1型糖尿病	膵臓のインスリン産生細胞が破壊されて回復不能となった状態です。膵臓はインスリンをほとんど、あるいは完全につくれなくなります
2型糖尿病	膵臓ではインスリンが正常につくられていますが、からだがインスリンの作用に抵抗性を示し、その結果、血糖値が下がりにくくなっている状態です。肥満が主な危険因子で、患者の80〜90%が肥満です。肥満はインスリン抵抗性を増悪させることがわかっており、肥満の人は正常な血糖値を維持するのに大量のインスリンが必要になります

- １型、２型とも症状はよく似ています。排尿が増え、のどが渇き、減量しようとしていないのに体重が減少します。
- 血糖値が高い状態が続くと末梢神経が損傷し、とくに知覚に問題が生じます。血管も損傷し、脳血管障害や狭心症、心筋梗塞、腎不全、視力障害のリスクが高まります。糖尿病性網膜症、糖尿病性腎症、糖尿病性神経障害は糖尿病の３大合併症です。

治療法は？

食事療法、運動療法、薬物療法で血糖値コントロール

- 糖尿病の治療には食事療法、運動療法、薬物療法があります。炭水化物と脂肪を控えた食事をとって運動し、通常は血糖値を下げる薬を服用します。糖尿病自体には症状がないため、血糖値をいかにコントロールして、合併症の発症を予防するかがポイントです。
- 血糖値のコントロールには、インスリン療法（インスリン自己注射）と経口血糖降下薬の服用があります。治療で血糖値を下げすぎても低血糖発作を起こして死亡することがあるため、投与量は厳格に調整する必要があります。そのため、自宅でも簡易血糖測定装置を使って血糖値をチェックするよう指示される場合があります。

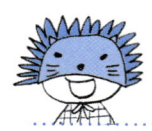

介護でであう薬の知識

主な治療薬

治療薬の薬効分類

分類		特徴
インスリン製剤（皮下注射）	超即効型インスリン	作用発現時間が 10 〜 20 分、作用持続時間は 3 〜 5 時間。食事による血糖上昇を抑えるため、食事直前に皮下注射します
	即効型インスリン	作用発現時間は 30 分〜 1 時間、作用持続時間は 5 〜 8 時間。食事による血糖上昇を抑えるため、食前 30 分に皮下注射します
	中間型インスリン	作用発現時間は 30 分〜 3 時間、作用持続時間は 18 〜 24 時間。インスリンの基礎分泌を補充するために用いられます。寝る前に皮下注射することが多いです
	混合型インスリン	超速効型または速効型に、一定量の添加物を加えたり中間型を組み合わせた製剤です。超速効型または速効型の配合割合が複数存在します
	持効型インスリン	作用持続時間は約 24 〜 36 時間。継続使用時の薬効に明らかなピークがみられないため、中間型より基礎分泌を補いやすい製剤です
GLP-1 受容体作動薬（皮下注射）		インスリン分泌をうながすホルモン（インクレチン）の一種に GLP-1 があります。GLP-1 受容体にはたらき、GLP-1 と同じような作用によって GLP-1 受容体を活性化させることでインスリン分泌をうながし、血糖値を下げます。製剤によって 1 日 1 〜 2 回や週に 1 回自己注射します
ビグアナイド薬		インスリン抵抗性改善作用（筋肉・脂肪組織における血中から組織への糖のとりこみや利用を促進）、肝臓から血中への糖の放出抑制、小腸での糖吸収抑制といった複数の作用によって血糖を下げます

4

高齢者がなりやすい病気と薬の知識

スルホニル尿素薬 (SU薬)	膵臓β細胞のスルホニルウレア受容体（SU受容体）に結合してインスリン分泌をうながし、血糖値を下げます。高齢者では作用持続時間が遷延して低血糖発作を起こすことがあるため、とくに注意が必要です
チアゾリジン薬	インスリン抵抗性を改善し（筋肉・脂肪組織における血中から組織への糖のとりこみや利用を促進）、肝臓から血中への糖の放出抑制して血糖を下げます。特徴的な副作用にむくみや体重増加があります
α - グルコシダーゼ阻害薬	小腸で糖をぶどう糖に分解するα - グルコシダーゼという酵素を阻害することで、糖の吸収を遅らせ食後の急激な血糖値の上昇を抑えます。特徴的な副作用に腹部膨満や放屁があります。食直前に服用します
グリニド系薬	服用後ただちに膵臓のβ細胞に作用しインスリン分泌をうながすことで食後高血糖を抑えます。SU薬よりも早く効き、早く効果がなくなるため、食後高血糖のコントロールがしやすい製剤です。食直前に服用します
DPP-4 阻害薬	インスリン分泌をうながすホルモン（インクレチン）の一種であるGLP-1はDPP-4という酵素で分解されます。DPP-4を阻害することで、GLP-1の量を増やし、インスリン分泌を促進することで血糖値を下げます
SGLT2 阻害薬	通常、腎臓で濾過され尿中へ放出されてしまった糖は、尿細管で再吸収によってすべて回収されます。糖尿病患者の尿細管では、糖をすべて回収せずに尿中へ排泄することで、血糖値を下げています（尿糖は自己防御の結果です）。その回収の役割を担っているSGLT2というたんぱくを阻害し、糖を回収させず尿として体外へ排泄することで血糖を下げます。糖といっしょに尿も増えるため脱水になりやすいので注意が必要です。尿中の糖のために尿路感染症にかかりやすいのも留意すべきです
DPP-4 阻害薬／チアゾリジン薬配合剤	GLP-1 を 分 解 す る DPP-4 を 阻 害 す る DPP-4 阻害薬とインスリンの抵抗性を改善するチアゾリジン薬の配合剤です。

グリニド系薬／ α‐グルコシダーゼ 阻害薬配合剤	服用後すばやくインスリン分泌をうながすグリニド系薬と食後血糖値の上昇をおだやかにするα‐グルコシダーゼ阻害薬の配合剤です
チアゾリジン薬／ ビグアナイド薬配合剤	インスリンの抵抗性を改善するチアゾリジン薬とビグアナイド薬の配合剤です
チアゾリジン薬／ SU薬配合剤	インスリンへの抵抗性を改善するチアゾリジン薬とインスリン分泌をうながすスルホニル尿素薬の配合剤です
DPP-4阻害薬／ ビグアナイド薬配合剤	インスリン分泌を促進するDPP-4阻害薬とインスリン抵抗性を改善するビグアナイド薬の配合剤です
DPP-4阻害薬／ SGLT2阻害薬配合剤	インスリン分泌を促進するDPP-4阻害薬と尿として体外へ糖を排泄させるSGLT2阻害薬の配合剤です
治療薬 糖尿病性神経障害	アルドース還元酵素阻害薬	糖尿病性神経障害は、神経細胞内にソルビトールという糖が蓄積することによる神経細胞の機能障害が原因といわれています。ソルビトールはアルドース還元酵素によってぶどう糖から生成されます。アルドース還元酵素を阻害しソルビトールの生成を抑えることで、しびれなどの神経障害症状をやわらげます

インスリン療法のここに注意！

● インスリンの単位数をまちがえると低血糖発作を起こすことがあります。とくに認知症が進行した場合、自己管理を続けられるか早めに判断することが重要です。

経口血糖降下薬のここに注意！

● 高齢者では薬の代謝が落ちるため、血糖降下薬の効き目が予想より長く続く場合があります。認知症ではまちがえて過量の服薬をしてしまう可能性もあります。

● 高齢者では高血糖による意識障害よりも、低血糖発作による意識障害が多く発生し、重い後遺症を残しやすいため、低血糖発作の予防が大切です。

4

高齢者がなりやすい病気と薬の知識

薬の服用と副作用

服薬のポイント

● 高齢者の場合、あまり厳格な血糖コントロールは必要ありません。多くの場合、余命を考慮して高めの血糖コントロールが設定されています。

ケアのポイント

● 糖尿病の患者さんで注意が必要なのは、高血糖より低血糖発作です。高齢者の低血糖は若年者よりもわかりにくい場合があります。

血糖値	低血糖の症状
70mg/dL 以下	交感神経症状（発汗、不安、脈が速くなる、手指のふるえ、顔色が青白くなる）
50mg/dL 程度	中枢神経症状（頭痛、目のかすみ、集中力低下、生あくび）
50mL/dL 以下	錯乱、異常行動、けいれん、昏睡状態

● 低血糖による錯乱は、認知症や薬による鎮静作用とまちがわれることがあります。
● 脳卒中の後遺症や認知症のためコミュニケーション困難な人は、低血糖発作を起こしても症状を周囲にうまく伝えられません。
● 肉体的・精神的ストレスで血糖コントロールが悪くなることがあります。かぜをひいたり、体調不良のときには血糖も乱れます。このような状況をシックデイといいます。

ぶどう糖液
5g/10mL

ぶどう糖液

報告すべき副作用

● 低血糖発作の症状がみられたり、自己血糖測定で血糖が

著しく低下している場合は、ただちに医師に報告してください。本人の意識がはっきりしていないとき、無理にぶどう糖を飲ませるのは誤嚥のおそれがあるので避けてください。

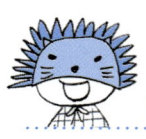

すぐわかる病気と薬

病気のまとめ

● 振戦や固縮、随意運動の低下、姿勢不安定、すくみ
足など、特徴的な症状が現れます。

薬のまとめ

● 病気を根本的に治療する薬はいまのところなく、症
状を抑え、日常生活を維持する治療を行います。

知っておきたい病気の知識

どんな病気？

脳が出す運動指令が筋肉にうまく伝わらない病気

● 中枢神経の変性（へんせい）がゆっくり進行していく病気です。脳が
出す運動の指令が筋肉にうまく伝わらず、なめらかな動
作ができなくなってしまいます。

● 症状として、筋肉が使われていないときに起こるふる
え（安静時振戦（しんせん））、筋肉の緊張度の高まり（固縮（こしゅく））、随意（すいい）
運動（うんどう）の速度低下、バランス維持の困難（姿勢不安定）な
どがあります。

● 患者さんは小刻みな特徴的な歩き方をします。固縮によ
り筋肉痛と疲労が生じ、手の細かな運動がさまたげら
れるため、ボタンをかける、靴ひもを結ぶなどの日常動
作が次第に困難になります。顔面筋が動かないので、顔

の表情が乏しくなり（仮面様）、嚥下が困難になるため、よだれが出たり、むせたりします。そのほか、排尿の開始と持続がむずかしくなる（排尿遅延）、便秘（治療薬のレボドパで便秘が悪化することもあります）、起立性低血圧、脂漏性皮膚炎、認知症などさまざまな症状が現れます。

> 用語 **変性**
> 性質が変わること
>
> **随意運動**
> 自分の意思で行う動作・運動

脳の神経細胞が変性してドパミンの分泌が減る

- スムーズな運動と姿勢を保つには、脳の深い場所にある基底核のはたらきが重要です。パーキンソン病では、基底核の黒質と呼ばれる部位の神経細胞が変性してドパミンの生産量が減り、基底核の正常なはたらきが損なわれて、振戦や協調運動障害が起こります。原因は解明されていません。
- 患者さんの15～20％にパーキンソン病の近親者がいるので、遺伝が関与している可能性があります。
- パーキンソン病の症状が、薬剤など別の原因によって起きている場合は、パーキンソン症候群と呼びます。

治療法は？

根本治療は未確立、ADL維持が治療の目的

- 根本的な治療法は確立されていません。症状を抑え、日常生活動作（ADL）の維持を可能にする薬には、ドパミン前駆体やドパミン作動薬、MAO-B阻害薬など数多く

あります。

- 重度の振戦には β 遮断薬を使用することがあります。症状を抑えるために 2 種類以上の薬が必要となることもあります。
- からだに装置を植え込み、脳神経に刺激を与える深部脳刺激療法があります。

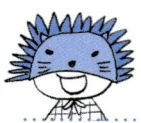 **介護でであう薬の知識**

主な治療薬

治療薬の薬効分類

分類	特徴
レボドパ／カルビドパ	治療の中心的薬剤。ドパミンの前駆体を補充することで症状を抑えます。急に投与を中止すると悪性症候群を発症することがあるので自己中止は厳禁です
ドパミン作動薬	レボドパなどと併用することがあります。急に投与を中止すると悪性症候群を発症することがあるので自己中止は厳禁です
MAO-B 阻害薬	ドパミンの分解酵素 MAO-B のはたらきを阻害して脳内のドパミン濃度を上昇させます。レボドパの補助薬として使用されることがあります
COMT 阻害薬	レボドパが脳内に移行する前に、末梢で分解してしまう COMT という酵素を阻害し、レボドパの脳内への移行を高めます。尿がオレンジ色になることがあります
抗コリン薬	脳内の神経伝達物質であるアセチルコリンとドパミンは競合しあう関係にあります。ドパミンが不足するとアセチルコリンの作用が強くなり手足のふるえなどの症状が現れます。抗コリン作用で脳内のドパミン作用を高め、症状を改善します
アマンタジン	脳内でのドパミンの放出を増強します

ドパミン前駆体、ドパミン作動薬のここに注意！

● 使用を突然中止すると、悪性症候群（高熱、高血圧、けいれん、筋崩壊、意識障害）を発症することがあるため、自己判断で飲むのをやめてはいけません。

> **用語　悪性症候群**
> 精神神経用薬により引き起こされる副作用で、高熱・発汗、意識障害、錐体外路症状（手足のふるえやからだのこわばり、言葉の話しづらさや嚥下障害など）、自律神経症状（頻脈や頻呼吸、血圧の上昇など）、横紋筋融解症（筋肉組織の障害：筋肉の痛みなど）などの症状がみられる。悪性症候群は、多くは急激な症状の変化を示す。抗精神病薬などを服用後、急な高熱や発汗、神経系の症状などが認められる場合は、悪性症候群発症の可能性を考慮する必要がある。悪性症候群は、放置すると重篤な転帰をたどることもあるので、迅速な対応が必要

薬の服用と副作用

ケアのポイント

● パーキンソン病は進行性であるため、徐々にADLが低下し、食事、入浴、着替え、トイレなど、日常生活に介護が必要になります。最終的にほとんどの患者さんは重い身体障害になり動けなくなります。ADL低下の前に介護介入による支援が必要です。

● 約3分の1の患者さんには認知症が現れます。嚥下能力が低下し、誤嚥性肺炎で死亡するリスクが高くなります。

報告すべき副作用

● 吐き気、錯乱、幻覚、動悸（どうき）、不眠はパーキンソン病の治療薬でよくみられる副作用です。治療薬の調整のために、不随意運動（ふずいいうんどう）と筋硬直の程度とともに医師に報告してください。

> **用語　不随意運動**
> 意思に関係なく現れる異常な動作・運動

アルツハイマー型認知症

すぐわかる病気と薬

病気のまとめ

- 脳のはたらきが低下し、認知機能や身体機能に障害が現れます。
- 主な症状は、「記憶障害」「見当識障害」「判断能力の低下」です。ほかに妄想や徘徊、拒否行動などがあります。

薬のまとめ

- 病気を根本的に治療する薬はいまのところなく、症状を抑える治療がほとんどです。
- 気をつけたい副作用は悪心、嘔吐、食欲不振などの消化器症状、めまいやふらつきです。

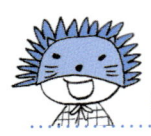

知っておきたい病気の知識

どんな病気？

脳のはたらきが低下して認知・身体機能に障害が現れる

- 脳の神経細胞の減少や脳が萎縮して脳のはたらきが低下、認知機能や身体機能に障害が起こる病気です。
- 主な症状は、もの忘れ（記憶障害）、家がわからない（見当識障害）、料理の手順がわからない（判断能力の低下）などで、これらは中核症状と呼ばれます。周辺症状と呼ばれる妄想、徘徊、拒否行動など（BPSD：行動・

心理症状）もあります。

● 発症した時期はよくわからず、個人差はありますが症状
は徐々に進みます。認知症のなかでも患者数がもっとも
多く（認知症全体の６割以上）、男性より女性のほうが
多いといわれます。

治療法は？

根本的な治療法は未確立だが、非薬物治療も重要な治療

● 病気を治す治療方法は確立されていません。周辺症状
に対しては、薬でその症状を抑える治療（対症療法）が
ほとんどで、根本的な治療（原因療法）ではありません。
しかし、早期から本人に合った薬を使用することで、進
行を遅らせることができます。

● 薬物治療だけでなく、非薬物治療といわれる日ごろの対
処法やケアもあわせて行うことが大切です。

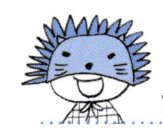

介護でであう薬の知識

主な治療薬

治療薬の薬効分類

分類	特徴
コリンエステラーゼ阻害薬	脳内の神経伝達物質（アセチルコリン）を分解するアセチルコリンエステラーゼを阻害し、脳内のアセチルコリンを増やすことで認知機能低下の進行抑制と一時的な改善をはかります

NMDA 受容体拮抗薬	NMDA 受容体の過剰な活性化を阻害して、記憶の刺激が正常に伝達するのを助けます。コリンエステラーゼ阻害薬と併用あるいは代替としても使われます

認可されている薬は４種類

- アルツハイマー型認知症の治療薬として認可されているのはアリセプト、レミニール、リバスタッチとイクセロン、メマリーの４種類です。いずれも根本的に認知症を完治させるものではありません。個人差はありますが、記憶障害や認知障害が改善されて病気の進行が抑えられます。いずれの薬も個人に合った適正な投与量になるまで、ようすをみながら少しずつ増量していきます。

- 下痢や吐き気などの消化器症状、興奮、怒りっぽくなる、徘徊や暴力などの精神症状が現れることがあります。

- 貼付剤のリバスタッチパップとイクセロンパッチでは消化器症状は出にくい半面、貼付部位のかゆみや発赤^{ほっせき}などの皮膚症状がみられることがあります。

- メマリーでは、めまいやそれに伴うふらつきが出現することがあります。

- メマリーはほかの３種類の薬とは異なる作用で認知機能を改善させるもので、中等度以上に進行した患者さん向けです。

- 周辺症状に対しては、クエチアピンやリスペリドンなどの抗精神病薬が使われることもあります。これらの抗精神病薬では、鎮静効果が強く現れることにより、歩行が不安定になったり、飲み込みが悪くなったり、昼間でもうとうとするなど日常生活動作にも影響が出ることがあります。

- そのほかにも、認知症の症状を緩和するいくつかの薬があります。

服用できない人、服用できない薬
- 4種類の治療薬に対して過敏症がある人は服用できません。同様の成分を含む薬も服用できません。

薬の服用法と副作用

服薬とケアのポイント
- 運動機能の低下で飲みこみが悪くなることがあります。昨日まで飲めていた薬が今日は飲めないこともしばしばあります。飲めないなら剤形の変更も考えなくてはいけませんので、介護者の観察が大切です。

報告すべき副作用
- 消化器症状に気をつけましょう。飲み薬では、悪心（おしん）、嘔吐、食欲不振などの胃腸症状があります。薬を服用しはじめて1週間は副作用が出やすいので、食事の量が減る、食べ残しなどに注意してください。

脳・神経の病気
レビー小体型認知症

すぐわかる病気と薬

病気のまとめ

● 脳の神経細胞にできたレビー小体が原因で神経が伝わらなくなり、認知機能に障害が現れます。

● 主な症状は、「幻視」「妄想」「パーキンソン症状」「うつ症状」です。認知機能の変動もあります。

薬のまとめ

● 病気を根本的に治療する薬はいまのところありません。症状を抑える治療をします。

● 薬剤過敏による下痢や吐き気、徘徊や暴力などの副作用があります。

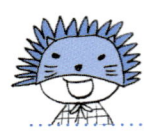

知っておきたい病気の知識

どんな病気？

レビー小体が原因で神経が伝わらなくなる

● レビー小体という特殊なたんぱく質が脳の神経細胞にできることで、神経伝達がうまく行われなくなる病気です。

● 主な症状は、幻視や妄想、パーキンソン症状（手足のふるえ、こわばりなど）、うつ症状などです。認知機能の変動もみられ、意識がはっきりしているときと、そうでないときを繰り返しながら進行していきます。

● アルツハイマー型認知症の次に多い認知症で、発症率は

男性のほうが高いといわれています。

治療法は？

根本的な治療法は未確立、非薬物治療も重要な治療

● 根本治療は確立されていません。症状を軽くする薬はあります。

● 薬物治療は抗精神病薬を使った症状を抑える治療（対症療法）であり、根本的な治療（原因療法）ではありません。

● 薬物治療だけでなく、非薬物治療といわれる日ごろの対処やケアもあわせて行います。食事、運動、睡眠など生活のリズムを規則正しく整えることが大切です。

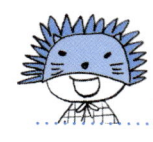

介護でであう薬の知識

主な治療薬

治療薬の薬効分類

分類	特徴
コリンエステラーゼ阻害薬	脳内の神経伝達物質（アセチルコリン）の量を増やし、記憶障害などの症状の進行を遅らせます

認可されている薬はアリセプトのみ

● 治療薬として国内で認可されているのはアリセプトだけです。ただし、根本的に認知症を完治させるものではな

く、認知症の症状を軽くするものです。個人差はありますが、幻視や認知機能の変動が改善されます。個人に合った適正な投与量になるまで、ようすをみながら少しずつ増量していきます。

- 認知症の症状緩和に、パーキンソン治療薬や抗精神病薬、向精神薬（抗不安薬、睡眠導入薬など）、抗うつ薬が使われることもあります。

薬剤過敏による消化器・精神症状に注意

- からだが薬に過敏に反応してしまう薬剤過敏に気をつけなければなりません。通常の用量でもさまざまな副作用が出たり、症状が悪化したり、薬が効きすぎたりします。一般には、下痢や吐き気などの消化器症状、徘徊や暴力などの精神症状が現れることがあります。

- 高齢者は成人男性に比べると腎臓や肝臓の機能が低下しているため、薬の容量には注意が必要です。とくにレビー小体型認知症の患者さんには薬剤過敏性が高い人がいるので要注意です。

- 周辺症状の治療で用いられるパーキンソン治療薬や抗精神病薬、抗うつ薬では、効果が強く現れすぎることもあり、必ずしも改善につながるとはかぎりません。減量や中止も含めて医師の判断が必要になります。

薬の服用と副作用

服薬とケアのポイント

● 運動機能の低下で、飲みこみが悪くなることも考えられます。昨日まで飲めていたものが今日は飲めないこともしばしばあります。飲みこめていないなら、剤形の変更も考えなくてはいけません。介護者のチェックが必要です。

● レビー小体型認知症の治療薬の効き具合はとてもわかりにくいものです。1日1日の変化で一喜一憂しないようにしましょう。

報告すべき副作用

● レビー小体型認知症の患者さんは薬剤過敏性が高くなることがあります。とくに薬の追加時、変更時、中止時に変化がないか注意しましょう。幻視や妄想などが頻繁に現れるようなら副作用の可能性があります。

● 薬を服用しはじめて1週間は消化器症状の副作用が出やすいので要注意です。食事量は個人差があります。食事量の減少を年齢のせいにせず、食事の量、食べ残しなどがいつもと比べてどうか観察してください。

4

高齢者がなりやすい病気と薬の知識

脳血管性認知症

すぐわかる病気と薬

病気のまとめ
● 脳の血管の病気が原因で起きる認知症です。

薬のまとめ
● 病気を根本的に治療する薬はいまのところありません。脳血管障害と生活習慣病の治療を行います。

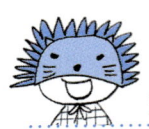

知っておきたい病気の知識

どんな病気？

脳の血管の病気が原因で起きる認知症

● 脳梗塞や脳出血などの脳の血管の病気が原因で起こります。脳自体の変性（へんせい）ではなく、病気や外傷の影響で発症します。

● 主な症状は歩行や言語、嚥下の障害、感情の激しい起伏などで、日や時間によってまだらに現れることがあります。脳の障害を受けた部位により出現する症状も異なります。麻痺（まひ）がないのにはしが使えなくなるといったことが起こります。

● 動脈硬化が進んだ男性に多い傾向があります。生活習慣病があると、発症リスクが高まります。

治療法は？

根本的な治療法は未確立、脳血管障害の治療が中心

- 根本治療は確立されていません。脳血管障害への治療が認知症の治療にもなります。脳血流改善薬や脳代謝賦活薬などが有用です。

- 認知症の症状を抑えるため、ほかの認知症と同様、パーキンソン治療薬や抗精神病薬、向精神薬（抗不安薬、睡眠導入薬など）、抗うつ薬などを使用することがあります。

- 薬物治療だけでなく、リハビリテーションなどの非薬物治療で症状や生活の質を改善します。

- 脳血管障害の原因には動脈硬化や高血圧が多く、糖尿病や脂質異常症などの生活習慣病がその根底にあることが多くあります。食事、運動、睡眠など生活のリズムを規則正しく整えることが大切です。

4
高齢者がなりやすい病気と薬の知識

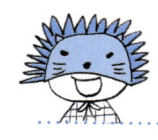

介護でであう薬の知識

主な治療薬

治療薬の薬効分類

分類		特徴
脳血流改善薬	ワルファリンカリウム製剤	ビタミンKが関与する血液凝固因子の産生を抑え、血液を固まりにくくし、血栓ができるのを防ぎます
	直接トロンビン阻害薬	体内の血液が固まる作用の途中を阻害し、血栓の形成を抑えて脳梗塞の再発を予防します
	Xa因子阻害薬	

脳血流改善薬	抗血小板薬	血小板凝集を抑え、血栓の形成を抑えて脳梗塞の再発を予防します
	脳代謝賦活薬	脳循環を改善し、酸素や栄養を送りやすくし、意欲の低下やめまいなどを改善します

脳血流改善薬のここに注意！

- 食欲不振、吐き気、下痢、腹痛などの消化器症状や頭痛、不眠、眠気などの副作用があります。血流改善薬には内出血や鼻血、血尿など、出血しやすくなる傾向があるので注意が必要です。
- 高齢者は成人男性に比べると腎臓や肝臓の機能が低下しているため、薬の容量に注意が必要です。血流改善の薬は、血管自体が弱くなっている高齢者には副作用が出やすい傾向があります。

薬の服用と副作用

服薬のポイント

- 記憶障害や判断力の障害により、薬を飲み忘れたり、飲んだことを忘れてしまうことがあります。
- 脳血管性認知症の患者さんはまだら症状があり1日のうちで薬をきちんと飲めるときと飲めないときが現れます。本人や家族とよく話し合って薬の飲み方や保管方法を決めましょう。

ケアのポイント

- 運動機能の低下で、飲みこみが悪くなることも考えられます。昨日まで飲めていたものが今日は飲めないことも

しばしばあります。飲みこめていないなら、剤形の変更も考えなくてはいけません。介護者のチェックが必要です。

● 脳血管性認知症の患者さんは、その後ももともとの病気である脳血管障害を再び起こす可能性があります。小さな梗塞でも認知症は悪化していきます。そのため、原因となっている病気の継続的な治療が必要です。

● 生活習慣病の治療もしている患者さんは、日ごろの血圧や血糖値、体重の管理などはとても大切です。運動不足や過度のストレス、喫煙や飲酒も症状悪化の原因になります。これらの数値は時系列で把握しておきましょう。

● からだの機能が徐々に低下していき、寝たきりになる場合もあります。本人の意思確認が可能なうちに、さまざまな取り決めをしておくことも大切です。

報告すべき副作用

● 服薬は少量からはじめ、効きすぎていたら急に中止せず少しずつ減量するなどします。薬の開始、中断、変更時にはとくに介護者が「いつもと違うところはないか」気をつけてください。

● 悪心、嘔吐、食欲不振などの胃腸症状があります。

● 脳血流改善薬を服用している患者さんでは、からだに内出血がないかチェックしてください。とくに高齢者の場合、内出血が顕著にみられることがあります。

● 認知症の症状を抑える薬や生活習慣病の薬にも副作用の可能性があります。

4

高齢者がなりやすい病気と薬の知識

脳卒中

病気のまとめ
- 脳卒中は脳の血管が詰まったり、出血したりして起こる病気です。
- 脳梗塞は、血管が詰まって脳に血液と酸素がいかず、脳組織の一部が壊死におちいる脳血管障害です。

薬のまとめ
- 脳血流改善薬で再発を予防します。

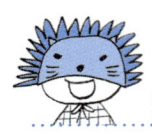

知っておきたい病気の知識

どんな病気？

血管が詰まって脳組織の一部が壊死する

- 脳卒中には、脳の血管が詰まる脳梗塞、脳の血管が破れて出血する脳出血、くも膜下出血の3種類があります。ここでは患者さんの3分の2以上を占め、介護の現場でであう機会が多い脳梗塞を主にとりあげます。
- 脳梗塞は、動脈が詰まって脳に十分な血液と酸素が供給されなくなることで生じる、脳組織の一部の壊死です。
- からだの片側の筋力低下、麻痺、感覚消失、感覚異常や、発話困難、錯乱、視覚障害、めまい、バランス感覚と協調運動の喪失などの症状があります。

治療法は？

治療の中心は再発予防と後遺症の改善

● 脳卒中の急性期は医療機関による集中治療が必要です。介護の現場では、脳卒中の再発の予防、脳卒中後遺症の改善のための治療が中心です。

● 再発を予防するために抗血小板薬が使用されます。心房細動による塞栓症が原因と思われる場合は、抗凝固のワルファリンが使用されます。

● 高血圧、糖尿病、高脂血症の管理は動脈硬化のリスクを下げ、再発予防につながります。禁煙や減酒も有用です。

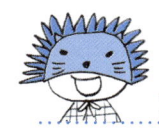 **介護でであう薬の知識**

主な治療薬

治療薬の薬効分類

分類		特徴
脳血流改善薬	ワルファリンカリウム製剤	ビタミンKが関与する血液凝固因子の産生を抑え、血液を固まりにくくし、血栓ができるのを防ぎます
	直接トロンビン阻害薬 Xa因子阻害薬	体内の血液が固まる作用の途中を阻害し、血栓の形成を抑え脳梗塞の再発を予防します
	抗血小板薬	血小板凝集を抑え、血栓の形成を抑えて脳梗塞の再発を予防します
脳代謝賦活薬		脳循環を改善し、酸素や栄養を送りやすくし、意欲の低下やめまいなどを改善します

脳血流改善薬のここに注意！

● 血液が固まりにくくなるので、あざや出血、潰瘍などの胃腸障害に注意してください。手術や内視鏡検査など出血のおそれがある処置をする前には休薬することがあります。

● 血圧が高いほど頭蓋内出血のリスクが高まります。ふだんから血圧を管理してください。

● 抗凝固薬・抗血栓薬を服用中に、「手術・内視鏡検査・抜歯の予定があるとき」「別の医療機関にかかるとき」「新たにほかの薬を服用したり、これまで服用していたほかの薬を中止するとき」は、医師に相談してください。

● ワルファリンはほかの薬や食品の影響を受けやすいのが特徴です。ほかの病気で受診するときは薬を服用していることを伝えてください。市販薬を服用するときは医師に相談してください。

脳代謝賦活薬のここに注意！

● 飲みはじめて通常、2週間くらいで効果が出はじめ、4〜8週間で効果が明らかになります。めまい、悪心、食欲不振、発疹、肝機能障害などの副作用がみられることがあります。

薬の服用と副作用

服薬とケアのポイント

● 薬を飲む理由は再発予防です。1回飲み忘れて脳梗塞がすぐ起きるわけではありません。しかし、飲み忘れて一度に多くの薬を飲みすぎると出血などの副作用が現れま

す。忘れないように指示どおり服薬してください。

● 飲み忘れたとき

ワーファリン （1日1回）	当日の服用予定時間の 12 時間以内であれば服用可能です。服用予定時間より 12 時間を超えてしまったら、翌日のいつもの時間に服用します。絶対に一度に 2 回分を服用しないでください
イグザレルト （1日1回）	ただちに服用し、翌日から毎日 1 回服用します。一度に 2 回分を服用せず、次の服用まで 12 時間以上空けてください
プラザキサ （1日2回）	同日中にできるだけ早く服用します。6 時間以上空けて次の服用をします

● 脳梗塞は再発します。片側の麻痺やしびれ、急に認知症が進んだように感じるなど意識状態の変化に注意してください。

報告すべき副作用

● 薬が効きすぎると出血しやすくなります。少しぶつけただけであざができる、からだに複数のあざがある、鼻血、歯肉出血、血尿、喀血、吐血、血便など、異常な出血の兆候がみられるときは医師に連絡してください。

> **用語 喀血 吐血**
> 喀血は呼吸器からの出血、吐血は消化器からの出血

4

高齢者がなりやすい病気と薬の知識

不眠症

すぐわかる病気と薬

病気のまとめ
● 睡眠時間があるのに眠れず、日中にがまんできない
眠気がある状態です。

薬のまとめ
● 薬を使わない睡眠衛生指導が治療の中心です。睡眠
薬は補助的に用います。

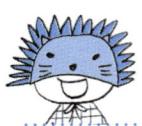

知っておきたい病気の知識

どんな病気？

睡眠バランスの乱れで社会生活がさまたげられる状態

● 睡眠時間を確保できているのに眠れず、睡眠と覚醒リズ
ムが持続的に乱れ、日中にがまんできない眠気を引き起
こす状態です。

● 日中の眠気は活動量や思考の低下につながり、生活リズ
ムを乱します。良質な睡眠が得られないと、疲労の蓄積
や免疫機能の低下、生活習慣病やうつ病などを引き起こ
すおそれがあります。

● 加齢に伴って睡眠時間は減少します。高齢者はとくに基
礎代謝が低く、身体活動も低下していることが多いので
睡眠の必要性が減ります。しかし、就寝にこだわり、睡

眠への意識が強まるのに伴って不安感や焦燥感が増し、不眠が悪化しやすくなります。

不眠症の種類

入眠障害	夜間なかなか入眠できず寝つくのにふだんより2時間以上かかる状態
中間覚醒	いったん寝ついても夜中に目がさめやすく、2回以上目がさめる状態
熟眠障害	朝起きたときにぐっすり眠った感じが得られない状態
早朝覚醒	ふだんより2時間以上早く目がさめてしまう状態

不眠症の要因

身体的要因	痛みや呼吸器疾患など
生理的要因	騒音や光といった寝室環境など
薬理学的要因	嗜好品や薬など
心理的要因	心配ごとやストレスなど
精神医学的要因	不安障害や気分障害など

● 睡眠障害を起こす要因が明らかなら、その要因を取り除くことがもっとも大切です。

治療法は？

治療目的は乱れた睡眠リズムを正すこと

● 生活習慣の改善が不眠症治療の基本です。
● 非薬物療法の睡眠衛生指導が主です。薬物療法は必要時に補助的に用います。

薬物療法の中心は睡眠薬

● もっとも多く使われるのはベンゾジアゼピン系と呼ばれ

4

高齢者がなりやすい病気と薬の知識

る薬です。脳内にあるベンゾジアゼピン受容体に作用し、間接的にGABA受容体という脳のはたらきを抑制する機能を高め、催眠作用を発揮します。

● 睡眠をうながす睡眠ホルモンと同様にはたらく薬、覚醒をうながす覚醒ホルモンのはたらきを阻害する薬もあります。

作用時間による睡眠薬の分類

睡眠薬の種類	血中濃度が半減するまでの時間（半減期）
超短時間作用型	2 〜 4 時間
短時間作用型	6 〜 10 時間
中時間作用型	20 〜 30 時間
長時間作用型	30 時間超

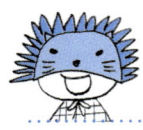 **介護でであう薬の知識**

主な治療薬

治療薬の薬効分類

分類	特徴
オレキシン受容体遮断薬	短時間作用型。覚醒ホルモンであるオレキシンのはたらきを阻害し、脳を覚醒状態から睡眠状態へ移行させて睡眠をうながします。筋弛緩作用や健忘などのGABA受容体に関連した副作用が起こりにくい特徴があります
メラトニン受容体作動薬	超短時間作用型。睡眠ホルモンであるメラトニンの作用する部位（メラトニン受容体）にはたらきかけて自然な睡眠をうながします。筋弛緩作用や健忘などのGABA受容体に関連した副作用が起こりにくい特徴があります

非ベンゾジアゼピン系		ゾルピデム、ゾピクロンは超短時間作用型。エスゾピクロンは短時間作用型。主に入眠困難型不眠に用います。ω１受容体に選択的に作用するのでベンゾジアゼピン系と比較して副作用が生じにくい特徴があります
ベンゾジアゼピン系	超短時間作用型	主に入眠困難型不眠に用います。作用時間が短いので、翌朝まで薬が残っている感覚（残薬感）を残しにくい薬です。連用後に急に中止すると反跳性不眠をきたすことがあります
	短時間作用型	主に入眠困難型不眠に用います。超短時間作用型と同様の経過をとりますが、作用の持続時間がやや延長します
	中時間作用型	作用時間が長いので、主に中間覚醒型、早朝覚醒型不眠に用います。一過性および慢性の不眠症にも使用できますが、持ち越し効果や前向性健忘を起こしやすくなります
	長時間作用型	主に早朝覚醒型、熟眠障害型不眠に用います。抗不安作用が強く、急に中止しても反跳性不眠などを起こしにくい特徴がありますが、持ち越し効果や日中の運動機能低下も強まる可能性があります

ベンゾジアゼピン系薬のここに注意！

- ●ベンゾジアゼピン系薬が作用するGABA受容体は、鎮静・催眠作用、抗不安作用、筋弛緩作用（筋肉の動きを弱める）、抗けいれん作用があります。
- ●服用後の夜間のことを覚えていない前向性健忘、服用中に急にやめることで服用前以上の不眠を伴う反跳性不眠、朝方まで薬の効果が残る持ち越し効果、薬を継続しないと精神的・身体的に症状を生じる依存性、筋弛緩作用によるふらつき・転倒などのさまざまな有害作用をもたらす可能性があります。
- ●とくに長時間作用型睡眠薬では翌日への持ち越し効果により覚醒レベルの低下、認知機能や注意力の低下につながることがあるので注意が必要です。

4

高齢者がなりやすい病気と薬の知識

- メラトニン受容体作動薬は食事中もしくは食後すぐに服用すると作用が弱まることがあるので避けてください。効果が十分に出るまでに時間がかかることがあるので、効果が得られないからといって勝手に服薬を中止しないでください。
- オレキシン受容体遮断薬は光と湿度の影響を受けるため、PTPシートのまま保管し、服用直前にPTPシートから取り出してください。

薬の服用と副作用

服薬のポイント

- 睡眠薬を服用してよく寝られるようになったからといって、自己判断による服用量の減量や中止は反跳性不眠を引き起こすことがあるため避けてください。
- 寝られないからといって服用量を増やすと、健忘やせん妄、持ち越し効果、さらには呼吸抑制などを引き起こすことがあるため避けてください。
- 頓服薬を追加で使用する場合には、健忘や持ち越し効果を減らすため、具体的な指示がないかぎり起床時刻の6〜7時間前までに服用し、それ以降は服用させないでください。
- 翌日まで薬の効果が残ることがあるため、危険を伴う機械類は操作させないでください。
- 睡眠薬は飲み合わせに注意が必要な薬がたくさんあります。複数の医療機関から処方されている場合や、市販薬やサプリメントを利用する場合、医師や薬剤師に相談し

てください。

ケアのポイント

● 昼食後20～30分の昼寝はかまいませんが、それ以上の長時間の仮眠や夕方以降の仮眠はかえって悪影響になり、昼夜逆転にもつながるのでやめましょう。

● 睡眠薬を服用後、夜間にトイレに行くときは薬の効果が残っている可能性があります。介助を行うので一人で歩かないように伝える、一人で行くときは照明をつけるよう指導する、部屋の環境を整えるなど、転倒を防ぐサポートをしてください。

● 寝酒は睡眠の質を低下させます。睡眠薬の副作用を強める可能性もあるので、睡眠目的でのアルコール摂取は避けましょう。

● 薬を飲む前後に覚醒刺激となる作業（テレビやパソコンの視聴）や飲み物（カフェインなど）は控え、服用後30分以内に床に就くようにしてください。

報告すべき副作用

● もっとも気をつけるべき副作用は、めまいやふらつき、転倒による骨折です。高齢者の骨折は日常活動動作の低下や寝たきりの状態を招きます。

● 一見寝ているように見えて、急に起き上がって歩行したり照明をつけたりする夢遊症状や、意識の混濁を起こすもうろう状態、幻覚・妄想などの精神症状も起こることがあります。

4

高齢者がなりやすい病気と薬の知識

歯周病・口内炎

病気のまとめ
- 歯肉炎や歯槽膿漏を歯周病といいます。
- 介護現場では感染症や食欲不振、嚥下障害などから口内炎が多くみられます。

薬のまとめ
- 予防・治療には口腔内ケアが重要です。

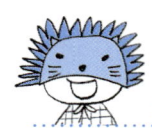

知っておきたい病気の知識

どんな病気?

歯周病とは歯肉炎と悪化した状態の歯槽膿漏

- 歯周病とは、歯肉炎とその悪化した状態としての歯槽膿漏をいいます。歯肉の慢性炎症という病態です。歯のぐらつきや喪失の原因となるほか、介護現場では誤嚥性肺炎の原因にもなります。

> **用語** 病態
> 病気のようす、病状

口内炎は口中の粘膜の赤いはれや潰瘍

- 口内炎は口腔粘膜の腫脹および発赤で、潰瘍を伴うこともあります。必ずずきずきするような痛みを伴います。多くは特発性で原因を特定できません。
- 介護現場では、免疫力低下による感染症、食欲不振や

嚥下障害などが理由で起きる鉄欠乏症、ビタミンＢ欠乏症、ビタミンＣ欠乏症が口内炎の原因になります。義歯（入れ歯）が合わなかったり、歯による物理的刺激が原因のこともあります。

用語	**腫脹** 炎症などによるはれ
	特発性 原因不明のこと

治療法は？

歯周病治療の第一は歯垢や歯石の除去

● 歯周病の治療にはまず、歯科的処置（歯垢や歯石の除去）が必要です。歯槽膿漏のポケット（歯と歯ぐきの境目の溝が深くなった状態）が大きいときなどには抗生物質が使用されることもあります。抜歯が根本的治療となる場合もあります。

口内炎は対症療法と口腔内ケア

● 口内炎は通常、対症療法で治療しますが、再発する場合は原因の検査を行います。治療として口腔内ケアはもちろんですが、外用剤を用いることがあります。

口腔内ケアは誤嚥性肺炎の予防に重要

● 口腔内の常在菌と誤嚥性肺炎の関連が注目されています。口腔内には多数の細菌がいます（唾液１mLに１億個、歯垢１gに１,０００億個）。高齢者の場合、歯垢の量は多くなりがちで、衛生的に問題のある口腔内では、唾液や食物残渣とともに細菌が気管支や肺に入り込む機会が多く、肺炎を起こしやすくなります。

● 介護保険制度においても居宅療養管理指導が算定できま

す。積極的に口腔内ケアを行うことが望まれます。

| 用語 | **食物残渣**
口のなかの食べ物のかす |

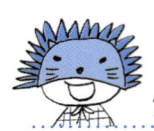

介護でであう薬の知識

主な治療薬

治療薬の薬効分類

分類			特徴
口内炎等治療薬	副腎皮質ホルモン（ステロイド）	軟膏	抗炎症作用や免疫抑制作用などにより、口内炎の症状をやわらげます
		貼付錠	
		貼付膜	
		噴霧剤	
	クロルヘキシジン塩酸塩／ジフェンヒドラミン配合剤軟膏		洗口剤などに用いられる殺菌薬クロルヘキシジン塩酸と、ステロイドであるヒドロコルチゾンに、抗炎症作用を増強するジフェンヒドラミンを配合した軟膏です
	トローチ、含嗽剤	アズレンスルホン酸ナトリウム	抗炎症作用、創傷治癒促進作用により、口内炎の症状をやわらげます。うがいしたり、トローチ剤は上あごの歯肉とほほの間に挿入します
		デリカニウム塩化物	トローチ剤。口腔内殺菌薬として口内炎に用いられます
		ドミフェン臭化物	
抗プラスミン剤	トラネキサム酸		血管透過性の亢進、アレルギーや炎症性病変の原因になるキニンがプラスミンにより産生されるのを抑制し、口内炎の痛み、充血、腫脹をやわらげます

薬の服用と副作用

服薬とケアのポイント

● 口内炎や歯周病は、ほかの全身疾患のサインであったり、食欲低下をもたらすフレイルの原因になったりします。痛みには軟膏やパッチ剤、シール、噴霧剤、うがい薬などが処方されます。使い勝手に合わせて医師に相談してください。ビタミン薬が併用されることもあります。

● 口内炎がなかなか治らない場合、がんや前がん性の病変である可能性もあります。たかが口内炎とあなどらず医師に相談してください。とくに発熱や皮膚の水泡、目の炎症などを伴うときは、全身性疾患の兆候かもしれません。あわせて報告してください。

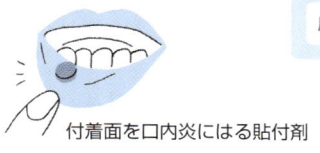

付着面を口内炎にはる貼付剤

| 用語 | フレイル
高齢者の虚弱状態 |

報告すべき副作用

● 口内炎の治療薬にはステロイドが含まれているものがあります。漫然と使用すると口腔カンジダ症などの感染症を発症したり増悪させる場合があります。

4

高齢者がなりやすい病気と薬の知識

口腔カンジダ症

病気のまとめ
● カンジダ菌が口中に増殖し、さまざまな感染症状を引き起こす病気です。

薬のまとめ
● 抗真菌薬を患部に塗布して治療します。

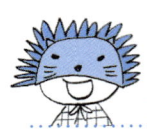 **知っておきたい病気の知識**

どんな病気？

カンジダという真菌（カビ）が引き起こす感染症

● カンジダはもともとからだにいる常在菌の一種で、口腔（こうくう）内、食道、膣（ちつ）、皮膚などにつねに生息しています。通常は人体に害を及ぼしませんが、かぜや疲労などで免疫機能が低下していたり、衛生状態の悪化、抗生物質などの薬の影響などで増殖し、さまざまな感染症状を引き起こします。

カンジダが増殖しやすい環境

● 加齢による唾液の分泌量の低下、歯や義歯（入れ歯）の清掃不良などで口腔内環境が悪化すると、口腔カンジダ症を発症しやすくなります。カンジダは歯の表面より口角や舌などに多く存在しています。清掃不良な義歯の表

面にもよく増殖します。

● カンジダは肉眼では舌やほほの粘膜に張りついた白いこけのように見えます。ガーゼで容易にぬぐえ、出血や痛みを伴います。顕微鏡ではＹ字状に枝分かれしたカンジダの菌糸が確認できます。

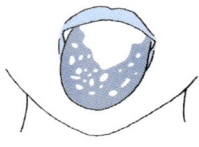

治療法は？

口腔内ケアと抗真菌薬の内服・塗布

● カンジダの増殖を抑えるために、口腔内や義歯（入れ歯）を清潔に保ちます。歯ブラシによる歯面と

舌やほほの粘膜に張りついた白いこけのように見えるカンジダ

義歯の清掃だけでなく、舌ブラシによるケアも有効です。
● 抗真菌薬の内服や塗布、うがいといった薬物療法を行います。

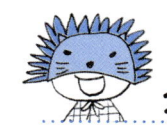

介護でであう薬の知識

主な治療薬

治療薬の薬効分類

分類		特徴
抗真菌薬	トリアゾール系抗真菌薬	真菌の細胞膜を構成する物質であるエルゴステロール合成を阻害することで抗真菌作用を発揮します。錠剤、カプセル、液剤がありますが、口腔カンジダ症の場合、液剤を数秒間口に含み、口腔内に薬剤をゆきわたらせた後に飲み込みます

抗真菌薬	イミダゾール系抗真菌薬	真菌の細胞膜を構成する物質であるエルゴステロール合成を阻害することで抗真菌作用を発揮します。経口用ゲル剤を口腔内にまんべんなく塗布します
	ポリエン系抗生物質	真菌の細胞膜を構成する物質であるエルゴステロールに結合して、細胞膜に穴をあけ抗真菌作用を発揮します。アムホテリシンBは消化管からほとんど吸収されないため過量投与しても全身障害はみられません

経口用ゲル剤のここに注意！
● 抗凝固薬のワルファリンを服用している患者さんへの経口用ゲル剤（イミダゾール系抗真菌薬：ミコナゾール）の使用は避けなければなりません。

薬の服用と副作用

服薬とケアのポイント
● 口腔内を清掃した後、抗真菌薬を患部に塗布します。

報告すべき副作用
● 吐き気、食欲不振、下痢など消化管症状が現れる可能性があります。しかし、フロリードゲルなどの外用抗真菌薬は、口腔粘膜に限定して使用するため、全身に作用する内服薬とは違い、健康状態に影響するような重い副作用が起こるリスクは低いといえます。

4·24 歯科・口腔の病気
根面う蝕

すぐわかる病気と薬

病気のまとめ

● う蝕とは虫歯のこと。根面う蝕は歯の歯根部に発生する虫歯です。

薬のまとめ

● 薬で進行を抑えますが、基本は予防です。

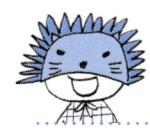

知っておきたい病気の知識

どんな病気？

歯の歯根部に発生した虫歯

● う（齲）蝕は細菌感染症で、プラークと同じく細菌の温床になります。歯の歯根部に発生するのが根面う蝕です。

● 歯が残っている高齢者には根面う蝕が少なくありません。その場合、多くの歯で根面う蝕を発症、進行することがあります。

● 根面う蝕の特徴は、歯冠部のう蝕に比べて、歯の硬組織成分であるリン酸カルシウムが容易に脱灰（溶ける）することです。

● 脱灰が起こる部分は露出した歯根部で、根面う蝕を長く放置すると歯の破折に進展します。

用語	**プラーク** 歯の付着物で、細菌を含む

破折
欠けたり折れたりすること

進行すると歯槽膿漏（しそうのうろう）などを引き起こしたり、バネをかけるタイプの義歯（局部床義歯）が合わなくなります。

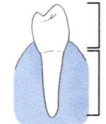

Column　歯冠部と歯根部

歯冠部

歯根部

歯は解剖学的に歯冠部と歯根部に大別されます。歯冠はふだん歯肉から露出している部分、歯根部は（健康な状態では）歯肉に隠れている部分です。
歯周炎などの歯周病で歯周組織が破壊されると、歯肉に隠れていた歯根が露出します。歯根部の露出は高齢者に多くみられます。歯根部が露出すると、歯が長くなったように見えます。

治療法は？

歯科医によるフッ化ジアミン銀の塗布

- 脱灰した歯の量や範囲、進行過程によって治療法は異なります。
- 歯の崩壊が少ない初期段階では、フッ化ジアミン銀を塗布して根面う蝕の進行をふせぎます。
- 介護の現場では治療より予防が重要です。予防の基本は、歯磨きと口腔内（こうくうない）ケアで口腔内細菌の増殖を抑えることです。

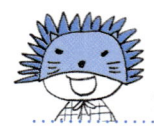

介護でであう薬の知識

主な治療薬

治療薬の薬効分類

分類		特徴
洗口剤	フッ化ナトリウム	歯のエナメル質の耐酸性を増強し、再石灰化を促進して歯質を強化します。歯垢細菌の代謝活性抑制作用もあります。顆粒剤は水に溶かし、うがいして用います

薬の服用と副作用

服薬とケアのポイント

● 洗口タイプのフッ化物は、毎日塗布することでう蝕予防効果が高まります。

● 市販のフッ化物は意思疎通が可能な人、歯が残っている人に使用します。

報告すべき副作用

● フッ化物は口腔内で反応させた後は吐き出させます。誤って飲みこむと下痢をすることがあります。誤飲した場合は下痢の発症を抑えるため、牛乳などカルシウムを含む飲み物を飲ませてください。

4

高齢者がなりやすい病気と薬の知識

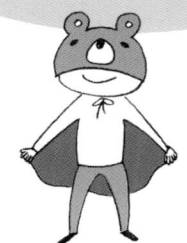

第 5 章

薬の一覧と
さくいん

第4章で説明した病気の治療薬について、具体的な一般名と商品名を紹介します。薬のラベルや包装に書かれた薬の名前から、何の病気の治療薬なのか調べたり、ほかにどんな剤形があるのか知りたいときに利用してください。五十音順のさくいんでは、後発医薬品の薬効が探せます。

主な治療薬一覧

第4章でとりあげた各病気の治療薬について、一般名と商品名を紹介します。ほとんどの商品名は先発医薬品ですが、先発医薬品がない薬の場合は代表的な後発医薬品を載せています。

医療機関で処方され、家庭や介護施設で使用する機会が多い薬を中心に紹介しています。腎不全や糖尿病の治療で自己注射する一部の薬を除き、注射薬は省略しています。軟膏剤やスプレー剤には口腔や目、皮膚などに用いる種類の薬がありますが、ここで紹介するのは口腔に用いる薬にかぎっています。

剤形の略語の見方

商品名に続く（　）は剤形の略語です。略語の意味は次のとおりです。

投与方法	略語	正式名
内服薬（口から飲む薬）	錠	錠剤
	OD	口腔内崩錠
	RM	口腔内速溶錠
	チュ	チュアブル錠
	腸溶	腸溶錠／カプセル
	徐顆	徐放性顆粒剤
	徐錠	徐放性錠剤
	カ	カプセル
	徐カ	徐放性カプセル
	顆	顆粒剤
	細	細粒剤
	散	散剤
	末	原末、末
	液	液剤

内服薬（口から飲む薬）	シ	シロップ剤
	DS	ドライシロップ剤
	ゼ	ゼリー剤
口腔内に用いる薬	口錠	口腔用錠剤
	トロ	トローチ
	舌下	舌下錠
	ス	スプレー剤
	軟	軟膏剤
	ゲ	ゲル剤
	含	含嗽剤
注射で投与する薬	注	注射剤
気管支・肺に用いる薬	吸入	吸入剤
直腸に用いる薬	坐	坐剤
皮膚などに用いる薬	貼	貼付剤
	テ	テープ剤

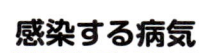 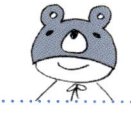

感染する病気

ノロウイルス感染症

分類	一般名	商品名
末梢性制吐薬▶ 抗ドパミン薬	ドンペリドン	ナウゼリン（錠、OD、細、DS、坐）
	メトクロプラミド	プリンペラン（錠、細、シ）
整腸薬	ラクトミン・糖化菌製剤	ビオフェルミン配合（散）
	ビフィズス菌製剤	ラックビー（錠、散）
	酪酸菌（宮入菌）製剤	ミヤBM（錠、細）
	ビフィズス菌・ラクトミン製剤	ビオスミン配合（散）
	カゼイ菌製剤	ビオラクチス（散）
漢方薬	五苓散	五苓散（錠、顆、細）
解熱鎮痛薬	アセトアミノフェン製剤	※「せき・たん・かぜ」の治療薬参照
	非ステロイド性抗炎症薬（NSAIDs）	

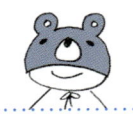

呼吸器の病気

喘息

分類	一般名	商品名
吸入ステロイド薬	ベクロメタゾン	キュバール（吸入）
	フルチカゾン	フルタイド（吸入）
	シクレソニド	オルベスコ（吸入）
	ブデソニド	パルミコート（吸入）
気管支拡張薬▶β₂刺激薬	ツロブテロール	ベラチン（錠、DS） ホクナリン（錠、DS、テ）
	クレンブテロール	スピロペント（錠、顆）
気管支拡張薬▶短時間作用型β₂刺激薬	サルブタモール	サルタノール アイロミール（吸入） ベネトリン（錠、シ、吸入）
	プロカテロール	メプチン（錠、顆、シ、DS、吸入）
	フェノテロール	ベロテック（錠、シ、吸入）
気管支拡張薬▶長時間作用型β₂刺激薬	インダカテロール	オンブレス（吸入）
	サルメテロール	セレベント（吸入）
	ホルモテロール	オーキシス（吸入）
気管支拡張薬▶メチルキサンチン類▶テオフィリン製剤	テオフィリン	テオドール（徐顆、徐錠、シ、DS） テオロング（徐顆、徐錠） ユニフィル（徐錠） スロービッド（徐カ） ユニコン（徐錠）
気管支拡張薬▶メチルキサンチン類▶アミノフィリン製剤	アミノフィリン	ネオフィリン（錠、末）
ステロイド薬／β₂刺激薬配合剤	サルメテロール・フルチカゾン	アドエア（吸入）
	フルチカゾン・ホルモテロール	フルティフォーム（吸入）
	フルチカゾン・ビランテロール	レルベア（吸入）
	ブデソニド・ホルモテロール	シムビコート（吸入）
ロイコトリエン受容体拮抗薬	プランルカスト	オノン（カ、DS）
	モンテルカスト	シングレア（錠、OD、チュ、細） キプレス（錠、OD、チュ、細）

急性気管支炎

分類	一般名	商品名
解熱鎮痛薬 ▶ アセトアミノフェン製剤	※「せき・たん・かぜ」の治療薬参照	
解熱鎮痛薬 ▶ 非ステロイド性抗炎症薬（NSAIDs）		
抗プラスミン剤	トラネキサム酸	トランサミン（錠、カ、散、シ）
鎮咳薬 ▶ コデイン類含有製剤	※「せき・たん・かぜ」の治療薬参照	
鎮咳薬 ▶ 非麻薬性		
去痰薬		
鎮咳去痰薬		
抗生物質	※「肺炎」の治療薬参照	

肺炎

分類	一般名	商品名
抗生物質 ▶ ペニシリン系薬 ▶ 合成ペニシリン製剤	アモキシシリン	アモキシシリン（カ、細）
		アモリン（カ、細）
		サワシリン（錠、カ、細）
		パセトシン（錠、カ、細）
		ワイドシリン（細）
	アンピシリン	ビクシリン（カ、DS）
	バカンピシリン	ペングッド（錠）
	スルタミシリン	ユナシン（錠、細）
抗生物質 ▶ ペニシリン系薬 ▶ 複合抗生物質製剤	アンピシリン・クロキサシリン	ビクシリンS（錠）
抗生物質 ▶ ペニシリン系薬 ▶ セフェム系薬	セファレキシン	ケフレックス（カ、細）
		セファレキシン（錠、カ、顆、DS）
		センセファリン（カ、細）
		ラリキシン（錠、DS）
		L-キサール（顆）
		L-ケフレックス（顆）
	セファクロル	ケフラール（カ、細）
		セファクロル（カ、細）
		トキクロル（カ）
	セフォチアム	パンスポリンT（錠）

抗生物質▶ペニシリン系薬▶セフェム系薬	セフチゾキシム	エポセリン（坐）
	セフィキシム	セフスパン（カ、細）
	セフポドキシム	バナン（錠、DS）
	セフジニル	セフゾン（カ、細）
	セフジトレン	メイアクト MS（錠、細）
	セフカペン	フロモックス（錠、細）
	セフテラム	トミロン（錠、散）
抗生物質▶カルバペネム系薬	テビペネム	オラペネム（細）
抗生物質▶マクロライド系薬	エリスロマイシン	エリスロシン（錠、顆、DS）
	クラリスロマイシン	クラリシッド（錠、DS） クラリス（錠、DS）
	ロキシスロマイシン	ルリッド（錠）
	アジスロマイシン	ジスロマック（錠、カ、細、DS）
	スピラマイシン	アセチルスピラマイシン（錠）
	ジョサマイシン	ジョサマイ（シ、DS） ジョサマイシン（錠）
抗生物質▶テトラサイクリン系薬	テトラサイクリン	アクロマイシン（カ、末）
	ドキシサイクリン	ビブラマイシン（錠）
	ミノサイクリン	ミノサイクリン（錠、カ、顆） ミノマイシン（錠、カ、顆）
	デメチルクロルテトラサイクリン	レダマイシン（カ）
抗生物質▶リンコマイシン系薬	リンコマイシン	リンコシン（カ）
	クリンダマイシン	ダラシン（カ）
抗生物質▶クロラムフェニコール系薬	クロラムフェニコール	クロロマイセチン（錠）
抗生物質▶ニューキノロン系薬	オフロキサシン	タリビッド（錠） タリフロン（錠） オフロキサシン（錠）
	シプロフロキサシン	シプロキサン（錠）
	ロメフロキサシン	バレオン（錠、カ）
	レボフロキサシン	クラビット（錠、細）
	モキシフロキサシン	アベロックス（錠）
	トスフロキサシントシル	オゼックス（錠、細） トスキサシン（錠）
	プルリフロキサシン	スオード（錠）
	シタフロキサシン	グレースビット（錠、細）
	メシル酸ガレノキサシン	ジェニナック（錠）

抗生物質▶ST合剤	スルファメトキサゾール・トリメトプリム	バクタ（錠、顆） ダイフェン（錠、顆） バクトラミン（錠、顆）
鎮咳薬▶コデイン類含有製剤 鎮咳薬▶非麻薬性 去痰薬 鎮咳去痰薬 解熱鎮痛薬▶アセトアミノフェン製剤 解熱鎮痛薬▶非ステロイド性抗炎症薬（NSAIDs）		※「せき・たん・かぜ」の治療薬参照

慢性閉塞性肺疾患（COPD）

分類	一般名	商品名
気管支拡張薬▶抗コリン薬	チオトロピウム	スピリーバ（吸入）
	グリコピロニウム	シーブリ（吸入）
	ウメクリジニウム	エンクラッセ（吸入）
	アクリジニウム	エクリラ（吸入）
気管支拡張薬▶β₂刺激薬	ツロブテロール	ベラチン（錠、DS） ホクナリン（錠、DS、テ）
	クレンブテロール	スピロペント（錠、顆）
気管支拡張薬▶短時間作用型β₂刺激薬	サルブタモール	サルタノール（吸入） アイロミール（吸入） ベネトリン（錠、シ、吸入）
	プロカテロール	メプチン（錠、顆、シ、DS、吸入）
	フェノテロール	ベロテック（錠、シ、吸入）
気管支拡張薬▶長時間作用型β₂刺激薬	インダカテロール	オンブレス（吸入）
	サルメテロール	セレベント（吸入）
	ホルモテロール	オーキシス（吸入）
気管支拡張薬▶メチルキサンチン類▶テオフィリン製剤	テオフィリン	テオドール（徐顆、徐錠、シ、DS） テオロング（徐顆、徐錠） ユニフィル（徐錠） スロービッド（徐カ） ユニコン（徐錠）

気管支拡張薬▶メチルキサンチン類▶アミノフィリン製剤	アミノフィリン	ネオフィリン（錠、末）
吸入ステロイド薬	ベクロメタゾン	キュバール（吸入）
	フルチカゾン	フルタイド（吸入）
	シクレソニド	オルベスコ（吸入）
	ブデソニド	パルミコート（吸入）
ステロイド薬／β₂刺激薬配合剤	サルメテロール・フルチカゾン	アドエア（吸入）
	フルチカゾン・ホルモテロール	フルティフォーム（吸入）
	フルチカゾン・ビランテロール	レルベア（吸入）
	ブデソニド・ホルモテロール	シムビコート（吸入）
去痰薬鎮咳去痰薬	※「せき・たん・かぜ」の治療薬参照	

せき・たん・かぜ

分類	一般名	商品名
鎮咳薬▶コデイン類含有製剤	リン酸コデイン	リン酸コデイン（錠、散、末）
鎮咳薬▶非麻薬性	デキストロメトルファン	メジコン（錠、散）
	チペピジン	アスベリン（錠、散、シ、DS）
	ペントキシベリン	トクレス（徐力）
去痰薬	ブロムヘキシン	ビソルボン（錠、細、吸入）
	アンブロキソール	ムコサール（徐力）
		ムコソルバン（錠、徐錠、液、シ、DS）
	カルボシステイン	ムコダイン（錠、シ、DS）
	フドステイン	クリアナール（錠、液）
		スペリア（錠、液）
鎮咳去痰薬	キョウニン水	キョウニン水（液）
	ジヒドロコデインリン酸塩・エフェドリン塩酸塩・塩化アンモニウム	セキコデ配合（シ）
	リン酸ジヒドロコデイン・塩酸エフェドリン・塩化アンモニウム	フスコデ配合（シ）

鎮咳去痰薬	dl-メチルエフェドリン塩酸塩・クロルフェニラミンマレイン酸塩・ジヒドロコデインリン酸塩	フスコデ配合（錠） クロフェドリン配合（錠） ライトゲン配合（シ）
	キキョウ流エキス・カンゾウエキス・シャゼンソウエキス・シャクヤクエキス・ジヒドロコデインリン酸塩	オピセゾールコデイン（液）
	キキョウ流エキス・シャゼンソウエキス・シャクヤクエキス	オピセゾールA（液）
	ジプロフィリン・ジヒドロコデインリン酸塩・dl-メチルエフェドリン塩酸塩・ジフェンヒドラミンサリチル酸塩・アセトアミノフェン・ブロモバレリル尿素	カフコデN配合（錠）
解熱鎮痛薬▶アセトアミノフェン製剤	アセトアミノフェン	アセトアミノフェン（末、坐） アルピニー（坐） アンヒバ（坐） カロナール（末、坐） パラセタ（坐） ピレチノール（末）
解熱鎮痛薬▶非ステロイド性抗炎症薬（NSAIDs）	アスピリン ダイアルミネート	バファリン配合（錠）
	ロキソプロフェン	ロキソニン（錠、細）
	ジクロフェナク	ボルタレン（錠、坐）
	ナプロキセン	ナイキサン（錠）
抗プラスミン剤▶トラネキサム酸	トラネキサム酸	トランサミン（錠、カ、散、シ）
抗生物質	※「肺炎」の治療薬参照	

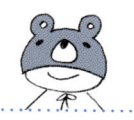

循環器の病気

心不全

分類	一般名	商品名
強心薬▶ジギタリス製剤	ジゴキシン	ジゴキシン（錠） ジゴシン（錠、散、液）

分類	一般名	商品名
強心薬▶ジギタリス製剤	ジゴキシン	ハーフジゴキシン KY（錠）
		ラニラピッド（錠）
	メチルジゴキシン	メチルジゴキシン「タイヨー」（錠）
強心薬▶心機能改善薬▶カテコラミン	ドカルパミン	タナドーパ（顆）
	イソプレナリン	プロタノール（徐錠）
		アスプール（吸入）
強心薬▶心機能改善薬▶カテコラミン系	デノパミン	カルグート（錠、細）
	エチレフリン	エホチール（錠）
	ミドドリン	メトリジン（錠、OD）
	アメジニウムメチル	リズミック（錠）
強心薬▶心機能改善薬▶ホスホジエステラーゼ（PDE）Ⅲ阻害薬	ピモベンダン	アカルディ（カ）
強心薬以外▶ACE阻害薬	カプトプリル	カプトリル（錠、細）
	エナラプリル	レニベース（錠）
	アラセプリル	セタプリル（錠）
	デラプリル	アデカット（錠）
	シラザプリル	インヒベース（錠）
強心薬以外▶ACE阻害薬	リシノプリル	ゼストリル（錠）
		ロンゲス（錠）
	ベナゼプリル	チバセン（錠）
	イミダプリル	タナトリル（錠）
	テモカプリル	エースコール（錠）
	キナプリル	コナン（錠）
	トランドラプリル	オドリック（錠）
		プレラン（錠）
	ペリンドプリルエルブミン	コバシル（錠）
強心薬以外▶アンジオテンシンⅡ受容体拮抗薬（ARB）	ロサルタン	ニューロタン（錠）
	カンデサルタン	ブロプレス（錠）
	バルサルタン	ディオバン（錠、OD）
	テルミサルタン	ミカルディス（錠）
	オルメサルタン	オルメテック（錠、OD）
	イルベサルタン	イルベタン（錠）
		アバプロ（錠）
	アジルサルタン	アジルバ（錠）
強心薬以外▶β遮断薬	アルプレノロール	スカジロール（カ）
	ブフェトロール	アドビオール（錠）
強心薬以外▶利尿薬▶抗アルドステロン薬	スピロノラクトン	アルダクトン（錠、細）
	エプレレノン	セララ（錠）
	トリアムテレン	トリテレン（カ）

	フロセミド	ラシックス（錠、細）
強心薬以外 ▶ 利尿薬 ▶ ループ利尿薬		オイテンシン（カ）
	ブメタニド	ルネトロン（錠）
	アゾセミド	ダイアート（錠）
	トラセミド	ルプラック（錠）
強心薬以外 ▶ 利尿薬 ▶ サイアザイド利尿薬	ヒドロクロロチアジド	ヒドロクロロチアジド「トーワ」（錠、OD）
	トリクロルメチアジド	フルイトラン（錠）
	ベンチルヒドロクロロチアジド	ベハイド（錠）

狭心症

分類	一般名	商品名
血管拡張薬 ▶ 硝酸薬	ニトログリセリン	ニトログリセリン「NK」（舌下）
		ニトロダーム（テ）
		バソレーター（テ）
		ミオコール（ス）
		ミニトロ（テ）
		ミリス（テ）
		メディトランス（テ）
	硝酸イソソルビド	フランドル（徐錠、テ）
		ニトロール（錠、カ、ス）
	一硝酸イソソルビド	アイトロール（錠）
	ニコランジル	シグマート（錠）
血管拡張薬 ▶ カルシウム拮抗薬	アムロジピン	アムロジン（錠、OD）
		ノルバスク（錠、OD）
	ジルチアゼム	ヘルベッサー（錠、徐カ）
	シルニジピン	アテレック（錠）
	ニカルジピン	ペルジピン（錠、カ、散）
	ニトレンジピン	バイロテンシン（錠）
	ニフェジピン	アダラート（徐錠、カ）
		セパミット（徐カ、細）
	バルサルタン・アムロジピンベシル	エックスフォージ配合（錠、OD）
	フェロジピン	スプレンジール（錠）
	ベプリジル	ベプリコール（錠）
	ベラパミル	ワソラン（錠）
	マニジピン	カルスロット（錠）
	ロメリジン	テラナス（錠）

5

薬の一覧とさくいん

血管拡張薬▶カルシウム拮抗薬	ロメリジン	ミグシス（錠）
β遮断薬	カルベジロール	アーチスト（錠）
	ビソプロロール	メインテート（錠） ビソノテープ（テ）
抗血小板薬	アスピリン	アスピリン（末） バイアスピリン（腸溶）
	アスピリン ダイアルミネート	バファリン配合（錠）
	クロピドグレル	プラビックス（錠）
	シロスタゾール	プレタール（OD、散）
	チクロピジン	パナルジン（錠、細）

不整脈

分類	一般名	商品名
抗不整脈薬▶Ⅰ群▶ナトリウムチャネル遮断薬	キニジン	キニジン「ファイザー」（錠）
	プロカインアミド	アミサリン（錠）
	ジソピラミド	リスモダン（徐錠、カ）
	メキシレチン	メキシチール（カ）
	アプリンジン	アスペノン（カ）
	プロパフェノン	プロノン（錠）
	フレカイニド	タンボコール（錠、細）
	ピルシカイニド	サンリズム（カ）
	シベンゾリン	シベノール（錠）
	ピルメノール	ピメノール（カ）
抗不整脈薬▶Ⅱ群▶β遮断薬	プロプラノロール	インデラル（錠）
	ピンドロール	カルビスケン（錠）
	カルテオロール	ミケラン（錠、徐カ、細）
	ナドロール	ナディック（錠）
	アテノロール	テノーミン（錠）
	アセブトロール	アセタノール（カ）
	メトプロロール	セロケン（錠、徐錠） ロプレソール（錠、徐錠）
	ビソプロロール	メインテート（錠） ビソノテープ（テ）
抗不整脈薬▶Ⅲ群▶カリウムチャネル遮断薬	アミオダロン	アンカロン（錠）
	ソタロール	ソタコール（錠）
抗不整脈薬▶Ⅳ群▶カルシウム拮抗薬	ベラパミル	ワソラン（錠）
	ジルチアゼム	ヘルベッサー（錠、徐カ）

抗不整脈薬▶Ⅳ群▶カルシウム拮抗薬	ベプリジル	ベプリコール（錠）
抗凝血薬・抗血小板薬	ワルファリンカリウム	ワーファリン（錠、顆） ワルファリンK（錠）
	ダビガトラン	プラザキサ（カ）
	リバーロキサバン	イグザレルト（錠、細）
	アピキサバン	エリキュース（錠）
	エドキサバントシル	リクシアナ（錠、OD）
	アスピリン	アスピリン（末） バイアスピリン（腸溶）
	アスピリン ダイアルミネート	バファリン配合（錠）
	チクロピジン	パナルジン（錠、細）
	クロピドグレル	プラビックス（錠）
	シロスタゾール	プレタール（OD、散）

高血圧

分類	一般名	商品名
利尿薬▶ループ利尿薬	フロセミド	ラシックス（錠、細） オイテンシン（カ）
利尿薬▶サイアザイド利尿薬	インダパミド	テナキシル（錠） ナトリックス（錠）
利尿薬▶抗アルドステロン薬	スピロノラクトン	アルダクトン（錠、細）
交感神経作用薬▶α遮断薬	ドキサゾシン	カルデナリン（錠、OD）
交感神経作用薬▶β遮断薬	カルベジロール	アーチスト（錠）
	ビソプロロール	メインテート（錠） ビソノテープ（テ）
カルシウム拮抗薬	アムロジピン	アムロジン（錠、OD） ノルバスク（錠、OD）
	シルニジピン	アテレック（錠）
	アゼルニジピン	カルブロック（錠）
昇圧抑制剤▶ACE阻害薬	イミダプリル	タナトリル（錠）
	エナラプリル	レニベース（錠）
昇圧抑制剤▶アンギオテンシンⅡ受容体拮抗薬（ARB）	オルメサルタン	オルメテック（錠、OD）
	テルミサルタン	ミカルディス（錠）
	カンデサルタン	ブロプレス（錠）
	バルサルタン	ディオバン（錠、OD）
	アジルサルタン	アジルバ（錠）
昇圧抑制剤▶レニン阻害薬	アリスキレン	ラジレス（錠）

5

薬の一覧とさくいん

末梢動脈疾患

分類	一般名	商品名
抗血小板薬 ▶ PDE 阻害薬	シロスタゾール	プレタール（OD、散）
抗血小板薬 ▶ EPA 製剤	オメガ-3 脂肪酸エチル	ロトリガ（カ）
	イコサペント酸エチル	エパデール（カ）
抗血小板薬 ▶ COX 阻害薬	アスピリン	アスピリン（末）
		バイアスピリン（腸溶）
	アスピリン ダイアルミネート	バファリン配合（錠）
抗血小板薬 ▶ ADP 阻害薬	チクロピジン	パナルジン（錠、細）
	クロピドグレル	プラビックス（錠）
	プラスグレル	エフィエント（錠）
抗血小板薬 ▶ 5-HT$_2$ 拮抗薬	サルポグレラート	アンプラーグ（錠、細）
抗血小板薬 ▶ プロスタグランジン I$_2$ 製剤	ベラプロストナトリウム	ケアロード LA（徐錠）
		ベラサス LA（錠）
		ドルナー（錠）
		プロサイリン（錠）
抗血小板薬 ▶ プロスタグランジン E$_1$ 製剤	リマプロストアルファデクス	オパルモン（錠）
		プロレナール（錠）
高脂血症治療薬 ▶ スタチン系薬	プラバスタチン	メバロチン（錠、細）
	シンバスタチン	リポバス（錠）
	フルバスタチン	ローコール（錠）
	アトルバスタチン	リピトール（錠）
	ピタバスタチン	リバロ（錠、OD）
	ロスバスタチン	クレストール（錠、OD）
高脂血症治療薬 ▶ フィブラート系薬	ベザフィブラート	ベザトール（徐錠）
	フェノフィブラート	トライコア（錠）
		リピディル（錠）
高脂血症治療薬 ▶ 小腸コレステロールトランスポーター阻害薬	エゼチミブ	ゼチーア（錠）
高脂血症治療薬 ▶ プロブコール製剤	プロブコール	ロレルコ（錠）
		シンレスタール（錠、細）

消化器の病気

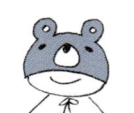

便秘

分類	一般名	商品名
刺激性下剤 ▶ 大腸刺激性下剤	センノシド	プルゼニド（錠）
	ピコスルファートナトリウム	ラキソベロン（錠、液）
刺激性下剤 ▶ 小腸刺激性下剤	ヒマシ油	ヒマシ（液） 加香ヒマシ油（液）
刺激性下剤 ▶ 坐剤	炭酸水素ナトリウム・無水リン酸二水素ナトリウム	新レシカルボン（坐）
	ビサコジル	テレミンソフト（坐） ビサコジル（坐）
刺激性下剤 ▶ 浸潤性下剤	ジオクチルソジウムスルホサクシネート・カサンスラノール	ビーマス配合（錠）
		ベンコール配合（錠）
刺激性下剤 ▶ 膨張性下剤	カルメロース	カルメロースナトリウム「マルイシ」（末） バルコーゼ（顆）
浸透圧性下剤 ▶ 塩類下剤	酸化マグネシウム	酸化マグネシウム（末） 重質酸化マグネシウム（末）
	水酸化マグネシウム	ミルマグ（錠、液）
	硫酸マグネシウム	硫酸マグネシウム（末）
浸透圧性下剤 ▶ 糖類下剤	ラクツロース	ラクツロース（シ）
腸管運動促進薬 ▶ 副交感神経刺激薬	パントテン酸カルシウム	パントテン酸カルシウム「マルイシ」（散）
	ネオスチグミン	ワゴスチグミン（散）
腸管運動促進薬 ▶ 大建中湯	大建中湯	コタロー大建中湯エキス（細） ツムラ大建中湯エキス（顆）
オピオイド誘発性便秘症治療薬	ナルデメジン	スインプロイク（錠）
クロライドチャネルアクチベーター	ルビプロストン	アミティーザ（カ）

肝硬変

分類	一般名	商品名
肝不全治療薬▶分岐鎖アミノ酸製剤	イソロイシン・ロイシン・バリン	リーバクト（顆、ゼ）
高アンモニア血症治療薬	ラクチトール	ポルトラック（末）
高アンモニア血症治療薬▶経口用二糖類製剤	ラクツロース	ラクツロース（シ）
高アンモニア血症治療薬▶生理的腸管機能改善・高アンモニア血症用薬	ラクツロース	カロリール（ゼ）
高アンモニア血症治療薬▶高アンモニア血症・腸管機能改善薬	ラクツロース	ピアーレ（シ、DS）
胆汁酸利胆薬▶肝・胆・消化機能改善薬	ウルソデオキシコール	ウルソ（錠、顆）
グリチルリチン製剤▶肝臓疾患用薬・アレルギー用薬	グリチルリチン・グリシン・DL-メチオニン	グリチロン（錠）
利尿薬▶抗アルドステロン性利尿薬	スピロノラクトン	アルダクトン（錠、細）
利尿薬▶ループ利尿薬	フロセミド	ラシックス（錠、細）オイテンシン（カ）
利尿薬▶ループ利尿薬	ブメタニド	ルネトロン（錠）
利尿薬▶ループ利尿薬	トラセミド	ルプラック（錠）
利尿薬▶ループ利尿薬	アゾセミド	ダイアート（錠）
利尿薬▶バソプレシンV₂受容体拮抗薬	トルバプタン	サムスカ（錠、顆）

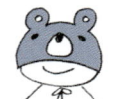

腎臓の病気

腎不全

分類	一般名	商品名
降圧薬▶レニン・アンジオテンシン系降圧薬▶ACE阻害薬	エナラプリル	レニベース（錠）
降圧薬▶レニン・アンジオテンシン系降圧薬▶ACE阻害薬	リシノプリル	ロンゲス（錠）
降圧薬▶レニン・アンジオテンシン系降圧薬▶ACE阻害薬	ベナゼプリル	チバセン（錠）
降圧薬▶レニン・アンジオテンシン系降圧薬▶ACE阻害薬	イミダプリル	タナトリル（錠）

降圧薬▶レニン・アンジオテンシン系降圧薬▶ ACE 阻害薬	アラセプリル	セタプリル（錠）
	シラザプリル	インヒベース（錠）
	リシノプリル	ゼストリル（錠）
降圧薬▶レニン・アンジオテンシン系降圧薬▶アンジオテンシンⅡ受容体拮抗薬（ARB）	カンデサルタン	ブロプレス（錠）
	バルサルタン	ディオバン（錠、OD）
	テルミサルタン	ミカルディス（錠）
	オルメサルタン	オルメテック（錠、OD）
	イルベサルタン	イルベタン（錠） アバプロ（錠）
	アジルサルタン	アジルバ（錠）
利尿薬▶抗アルドステロン性利尿・降圧薬	スピロノラクトン	アルダクトン（錠、細）
利尿薬▶ループ利尿薬▶利尿降圧薬	ブメタニド	ルネトロン（錠）
	トラセミド	ルプラック（錠）
	フロセミド	ラシックス（錠、細） オイテンシン（カ）
利尿薬▶ループ利尿薬▶持続型ループ利尿薬	アゾセミド	ダイアート（錠）
慢性腎不全用薬（球形吸着炭）	球形吸着炭	クレメジン（RM、カ、細）
活性型ビタミンD▶活性型ビタミンD₃製剤	アルファカルシドール	ワンアルファ（錠、液）
	カルシトリオール	ロカルトロール（カ）
	ファレカルシトリオール	フルスタン（錠） ホーネル（錠）
活性型ビタミンD▶Ca・骨代謝改善1α-OH-D₃製剤	アルファカルシドール	アルファロール（カ、散、液）
高リン血症治療薬	沈降炭酸カルシウム	カルタン（錠、OD、細） 沈降炭酸カルシウム（末）
	炭酸ランタン	ホスレノール （OD、チュ、顆）
	ビキサロマー	キックリン（カ、顆）
	クエン酸第二鉄	リオナ（錠）
	セベラマー	フォスブロック（錠） レナジェル（錠）
高カリウム血症治療薬▶高カリウム血症改善薬	ポリスチレンスルホン酸ナトリウム	ケイキサレート（散、DS）
	ポリスチレンスルホン酸カルシウム	アーガメイト（顆、ゼ）

5

薬の一覧とさくいん

分類		商品名
高カリウム血症治療薬▶血清カリウム抑制薬	ポリスチレンスルホン酸カルシウム	カリエード（散）
		カリメート（散、液、DS）
		カリセラム（末）
		ポリスチレンスルホン酸 Ca「NP」（末）
		ミタピラリン（末）

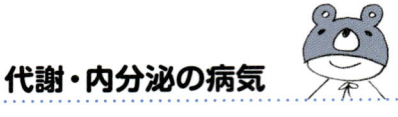

代謝・内分泌の病気

糖尿病

分類	一般名	商品名
インスリン製剤（皮下注射）▶超即効型インスリン	インスリンアスパルト	ノボラピッド（注）
	インスリンリスプロ	ヒューマログ（注）
	インスリングルリジン	アピドラ（注）
インスリン製剤（皮下注射）▶即効型インスリン	インスリンヒト	ノボリン R（注）
		ヒューマリン R（注）
インスリン補充療法（皮下注射）▶中間型インスリン	インスリンヒト	ノボリン N（注）
	ヒトイソフェンインスリン	ヒューマリン N（注）
インスリン製剤（皮下注射）▶混合型インスリン	インスリンアスパルト	ノボラピッド 30 ミックス（注）
		ノボラピッド 50 ミックス（注）
		ノボラピッド 70 ミックス（注）
	インスリンリスプロ	ヒューマログ 25 ミックス（注）
		ヒューマログ 50 ミックス（注）
	ヒト二相性イソフェンインスリン	ヒューマリン 3/7（注）
インスリン製剤（皮下注射）▶持効型インスリン	インスリンデテミル	レベミル（注）
	インスリングラルギン	ランタス（注）
		ランタス XR（注）
	インスリンデグルデク	トレシーバ（注）

GLP-1 受容体作動薬（皮下注射）	リラグルチド	ビクトーザ（注）
	エキセナチド	バイエッタ（注） ビデュリオン（注）
	リキシセナチド	リキスミア（注）
	デュラグルチド	トルリシティ（注）
ビグアナイド薬	ブホルミン	ジベトス（錠） ジベトン（腸溶）
	メトホルミン	グリコラン（錠） メトグルコ（錠） メトホルミン（錠）
スルホニル尿素薬（SU薬）	グリクラジド	グリミクロン（錠）
	グリベンクラミド	オイグルコン（錠） ダオニール（錠）
	グリメピリド	アマリール（錠、OD）
	グリクロピラミド	デアメリン S（錠）
	アセトヘキサミド	ジメリン（錠）
	クロルプロパミド	アベマイド（錠）
チアゾリジン薬	ピオグリタゾン	アクトス（錠、OD）
α-グリコシダーゼ阻害薬	アカルボース	グルコバイ（錠、OD）
	ボグリボース	ベイスン（錠、OD）
	ミグリトール	セイブル（錠、OD）
グリニド系薬	ナテグリニド	ファスティック（錠） スターシス（錠）
	ミチグリニド	グルファスト（錠、OD）
	レパグリニド	シュアポスト（錠）
DPP-4 阻害薬	シタグリプチン	ジャヌビア（錠） グラクティブ（錠）
	ビルダグリプチン	エクア（錠）
	アログリプチン	ネシーナ（錠）
	リナグリプチン	トラゼンタ（錠）
	テネリグリプチン	テネリア（錠）
	アナグリプチン	スイニー（錠）
	サキサグリプチン	オングリザ（錠）
	トレラグリプチン	ザファテック（錠）
	オマリグリプチン	マリゼブ（錠）
SGLT2 阻害薬	イプラグリフロジン	スーグラ（錠）
	ダパグリフロジンプロピレングリコール	フォシーガ（錠）
	トホグリフロジン	デベルザ（錠） アプルウェイ（錠）
	ルセオグリフロジン	ルセフィ（錠）

分類	一般名	商品名
SGLT2 阻害薬	カナグリフロジン	カナグル（錠）
	エンパグリフロジン	ジャディアンス（錠）
DPP-4 阻害薬／チアゾリジン薬配合剤	アログリプチン・ピオグリタゾン	リオベル配合（錠）
グリニド系薬／α-グルコシダーゼ阻害薬配合剤	ミチグリニド・ボグリボース	グルベス配合（錠）
チアゾリジン薬／ビグアナイド薬配合剤	ピオグリタゾン・メトホルミン	メタクト配合（錠）
チアゾリジン薬／SU 薬配合剤	ピオグリタゾン・グリメピリド	ソニアス配合（錠）
DPP-4 阻害薬／ビグアナイド薬配合剤	ビルダグリプチン・メトホルミン	エクメット配合（錠）
	アログリプチン・メトホルミン	イニシンク配合（錠）
DPP-4 阻害薬／SGLT2 阻害薬配合剤	テネリグリプチン・カナグリフロジン	カナリア配合（錠）
糖尿病性神経障害治療薬▶アルドース還元酵素阻害薬	エパルレスタット	キネダック（錠）

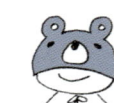

脳・神経の病気

パーキンソン病

分類	一般名	商品名
レボドパ／カルビドパ	レボドパ・カルビドパ	ネオドパストン配合（錠）
		メネシット配合（錠）
		デュオドーパ配合（腸）
ドパミン作動薬	ペルゴリド	ペルマックス（錠）
	カベルゴリン	カバサール（錠）
	ブロモクリプチン	パーロデル（錠）
	タリペキソール	ドミン（錠）
	プラミペキソール	ビ・シフロール（錠）
		ミラペックス（徐錠）
	ロチゴチン	ニュープロ（貼）
	ロピニロール	レキップ（錠、徐錠）
MAO-B 阻害薬	セレギリン	エフピー（OD）
COMT 阻害薬	エンタカポン	コムタン（錠）

	トリヘキシフェニジル	アーテン（錠、散）
		セドリーナ（錠）
		トリヘキシフェニジル（錠）
抗コリン薬		トリヘキシン（錠）
		パーキネス（錠）
		パキソナール（錠）
	ビペリデン	アキネトン（錠、細）
	プロフェナミン	パーキン（錠、散）
アマンタジン	アマンタジン	シンメトレル（錠、細）

アルツハイマー型認知症

分類	一般名	商品名
コリンエステラーゼ阻害薬	ドネペジル	アリセプト（錠、OD、細、DS、ゼ）
	ガランタミン	レミニール（錠、OD、液）
	リバスチグミン	イクセロン（貼）
		リバスタッチ（貼）
NMDA 受容体拮抗薬	メマンチン	メマリー（錠、OD）

レビー小体型認知症

分類	一般名	商品名
コリンエステラーゼ阻害薬	ドネペジル	アリセプト（錠、OD、細、DS、ゼ）

脳血管性認知症／脳卒中

分類	一般名	商品名
脳血流改善薬▶ワルファリンカリウム製剤	ワルファリンカリウム	ワーファリン（錠、顆）
		ワルファリンK（錠）
脳血流改善薬▶直接トロンビン阻害薬	ダビガトラン	プラザキサ（カ）
脳血流改善薬▶Xa因子阻害薬	エドキサバントシル	リクシアナ（錠、OD）
	アピキサバン	エリキュース（錠）
	リバーロキサバン	イグザレルト（錠、細）

5

薬の一覧とさくいん

		アスピリン（末）
脳血流改善薬▶抗血小板薬	アスピリン	バイアスピリン（腸溶）
	アスピリン ダイアルミネート	バファリン配合（錠）
脳代謝賦活薬	イブジラスト	ケタス（カ）
	ニセルゴリン	サアミオン（錠、散）
	イフェンプロジル	セロクラール（錠、細）

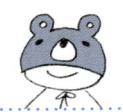

精神の病気

不眠症

分類	一般名	商品名
オレキシン受容体遮断薬	スボレキサント	ベルソムラ（錠）
メラトニン受容体作動薬	ラメルテオン	ロゼレム（錠）
非ベンゾジアゼピン系	ゾルピデム	マイスリー（錠）
	ゾピクロン	アモバン（錠）
	エスゾピクロン	ルネスタ（錠）
ベンゾジアゼピン系▶超短時間作用型	トリアゾラム	ハルシオン（錠）
ベンゾジアゼピン系▶短時間作用型	エチゾラム	デパス（錠、細）
	ブロチゾラム	レンドルミン（錠、OD）
	リルマザホン	リスミー（錠）
	ロルメタゼパム	エバミール（錠） ロラメット（錠）
ベンゾジアゼピン系▶中時間作用型	エスタゾラム	ユーロジン（錠、散）
	ニトラゼパム	ネルボン（錠、散） ベンザリン（錠、細）
	フルニトラゼパム	ロヒプノール（錠） サイレース（錠）
ベンゾジアゼピン系▶長時間作用型	ハロキサゾラム	ソメリン（錠、細）
	フルラゼパム	ダルメート（カ）
	クアゼパム	ドラール（錠）

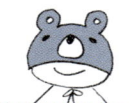

歯科・口腔の病気

歯周病・口内炎

分類	一般名	商品名
口内炎等治療薬▶副腎皮質ホルモン（ステロイド）	トリアムシノロンアセトニド	アフタシール（貼） アフタッチ（口錠） ケナログ（軟） ワブロン（貼）
	デキサメタゾン	アフタゾロン（軟）
	ベクロメタゾン	サルコート（吸入）
口内炎等治療薬▶クロルヘキシジン塩酸塩／ジフェンヒドラミン配合剤軟膏	クロルヘキシジン・ジフェンヒドラミン	デスパコーワ（軟）
口内炎等治療薬▶トローチ、含嗽剤▶アズレンスルホン酸ナトリウム	アズレンスルホン酸ナトリウム	アズノール（口錠、含）
口内炎等治療薬▶トローチ、含嗽剤▶デリカニウム塩化物	デカリニウム	SP「明治」（トロ） ノードマン（トロ）
口内炎等治療薬▶トローチ、含嗽剤▶ドミフェン臭化物	ドミフェン	オラドール（トロ）
抗プラスミン剤▶トラネキサム酸	トラネキサム酸	トランサミン（錠、カ、散、シ）

口腔カンジダ症

分類	一般名	商品名
トリアゾール系抗真菌薬	フルコナゾール	ジフルカン（カ、DS）
	イトラコナゾール	イトリゾール（カ、液）
	ボリコナゾール	ブイフェンド（錠、DS）
イミダゾール系抗真菌薬	ミコナゾール	フロリード（ゲ）
ポリエン系抗生物質	アムホテリシンB	ハリゾン（錠、シ） ファンギゾン（シ）
	ナイスタチン	ナイスタチン「明治」（錠）

5

薬の一覧とさくいん

根面う蝕

分類	一般名	商品名
洗口剤▶フッ化ナトリウム	フッ化ナトリウム	オラブリス（顆） フッ化ナトリウム（液） ミラノール（顆）

五十音順
薬のさくいん

「5-1 主な治療薬一覧」でとりあげた一般名と先発医薬品の商品名のさくいんです。後発医薬品を調べるときは商品名に含まれる「一般名」で探してください。

5

薬の一覧とさくいん

5

薬の一覧とさくいん

Index さくいん

編著者略歴

織田　聡（おださとし）

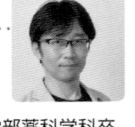

医師、薬剤師、医学博士

一般社団法人日本統合医療支援センター代表理事、リテラス・メディカ株式会社代表取締役社長、医療法人社団聡叡会あすかクリニック紀尾井町院長。富山医科薬科大学薬学部薬科学科卒、同大医学部医学科卒、中和鍼灸専門学校中退、アリゾナ大学統合医療フェローシッププログラム修了、富山大学大学院医学薬学教育部博士課程東西統合医学専攻修了。日本内科学会認定医、日本東洋医学会漢方専門医、エビデンスに基づく統合医療研究会評議員、JPIMAA（日本アリゾナ大学統合医療プログラム修了医師の会）。

織田しのぶ（おだしのぶ）

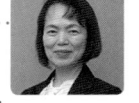

薬剤師、薬学博士

リテラス・メディカ株式会社取締役、医療法人社団聡叡会あすかクリニック紀尾井町理事。富山県出身、富山医科薬科大学薬学部卒業、同大大学院薬学研究科博士後期課程修了。調剤薬局薬剤師として7年間勤務、現在はリテラス・メディカ株式会社にて事務・管理業務を担当。

平井みどり（ひらいみどり）

医師、薬剤師、医学博士

神戸大学名誉教授。1974年京都大学薬学部製薬化学科卒業、薬剤師免許取得。85年神戸大学医学部医学科卒業、医師免許取得。90年同大大学院医学研究科博士課程修了、医学博士取得、同大医学部附属病院薬剤部文部技官、京都大学医学部附属病院薬剤部文部教官。95年神戸薬科大学助教授、2002年同大教授。07年神戸大学医学部附属病院教授・薬剤部長、17年同大名誉教授。

本書の執筆にあたり、次の方にご協力いただきました
（五十音順、敬称略）。

飯田真之（神戸大学医学部附属病院薬剤部）
池田千保子（神戸大学医学研究科病理学講座）
井上龍介（株式会社タイコー堂薬局専務取締役）
宇田篤史（神戸大学医学部附属病院薬剤部）
大瀧隆介（神戸大学医学部附属病院薬剤部）
大本暢子（神戸大学医学部附属病院薬剤部）
岡村友友（大阪歯科大学口腔病理学講座助教）
西岡達也（神戸大学医学部附属病院薬剤部）

おわりに

　その昔、どの家庭にも「置き薬」なるものがあり、かぜを
ひいたりお腹を下したりすると、そのなかから適当なのを
選んで飲んだものです。せきが出た・鼻水が、といってす
ぐにクリニックに走る現代とは大違い。でもその当時は「家
庭血圧」といった概念はなく、脳溢血で倒れてそのまま亡
くなる、あるいは寝たきり、というような状況でした。
　現代医療の進歩は本当にめざましく、平均寿命もどん
どん延長しましたが、それに大きく貢献したのは医薬品で
しょう。高齢者の方はおおむね、薬に対する信頼度は高く、
薬をもらうこと・飲むことが病気を治すと信じている方も
多いと思われます。とはいえ、高齢になると認知の衰えは
避けられず、複雑な使い方の薬については、お手上げと
なるか、自分では正しく使えていると信じきって、なぜ薬
が残るのかわからない、あるいは足りないのは薬局が誤魔
化してるからだ、といった状況になってしまうのが介護の
現状ではないでしょうか。いったいなんのためにこんなに
使い方の複雑な薬を使うんだ？という疑問は、介護の負担
感を増すことになると思います。本書の読者のみなさまに
とって面倒な「薬のお世話」が「ああ、そういう意味がある
のね」と納得したものとなり、負担感がいささかでも軽減
してくれることが私たちの願いです。

平井みどり

- ● 表紙デザイン ………… 釣巻デザイン室
- ● 表紙イラスト ………… 加藤マカロン
- ● 編集協力 ……………… 佐藤嘉宏
- ● 本文デザイン／DTP … 蟻﨑　愛
- ● 本文イラスト ………… やのひろこ

【ポケット介護】現場で役立つ

薬のホント ～種類・飲み方・副作用～

2018年3月6日　初版　第 1 刷発行

編著者　織田聡、織田しのぶ、平井みどり
発行者　片岡巌
発行所　株式会社 技術評論社
　　　　東京都新宿区市谷左内町21-13
　　　　電話　03-3513-6150　販売促進部
　　　　　　　03-3513-6166　書籍編集部
印刷／製本　日経印刷株式会社

定価は表紙に表示してあります。

本書の内容に関するご質問はFAXまたは書面にてお送りください。
弊社ホームページからメールでお問い合わせいただくこともできます。

【書面の宛先】
〒162-0846
東京都新宿区市谷左内町21-13
株式会社技術評論社
書籍編集部
『【ポケット介護】
現場で役立つ
薬のホント』係

【FAX】
03-3513-6183

【URL】
http://gihyo.jp/book

ISBN978-4-7741-9604-6 C2047

Printed in Japan